L'ANESTHÉSIE CHIRURGICALE

PAR

LA STOVAÏNE

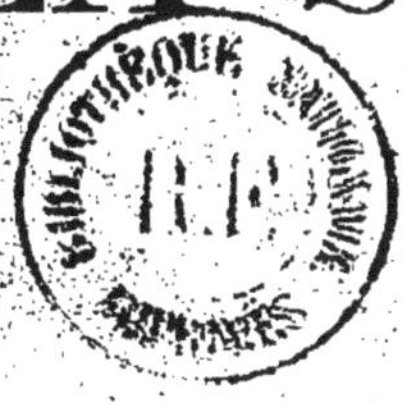

PAR

LE Dr LÉON KENDIRDJY

ANCIEN INTERNE DES HOPITAUX

PARIS

MASSON ET Cie, ÉDITEURS

LIBRAIRES DE L'ACADÉMIE DE MÉDECINE

120, BOULEVARD SAINT-GERMAIN

1906

L'ANESTHÉSIE CHIRURGICALE

PAR

LA STOVAÏNE

L'ANESTHÉSIE CHIRURGICALE

PAR

LA STOVAÏNE

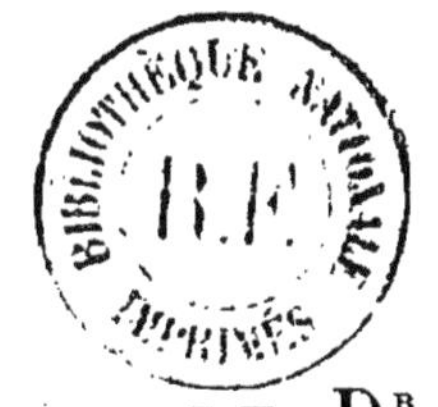

PAR

LE Dr LÉON KENDIRDJY

ANCIEN INTERNE DES HOPITAUX

PARIS

MASSON ET Cie, ÉDITEURS

LIBRAIRES DE L'ACADÉMIE DE MÉDECINE

120, BOULEVARD SAINT-GERMAIN

1906

A Monsieur le Professeur Paul RECLUS

Hommage respectueux.

INTRODUCTION

Au mois de février 1904, M. Haller, au nom de M. Fourneau, présentait à l'Académie des sciences une note sur les amino-alcools tertiaires, parmi lesquels se trouvait le chlorhydrate d'amyléine α β, plus connu aujourd'hui sous le nom de *stovaïne*. Cinq mois plus tard, notre maître le professeur Reclus proclamait, à l'Académie de médecine, les qualités analgésiques et la moindre toxicité de ce nouveau produit, destiné à révolutionner la question de l'anesthésie locale. Venue sous un tel patronage, la stovaïne ne pouvait pas ne pas tenter les nombreux chirurgiens qui pratiquaient couramment les injections localisées, et ceux, moins nombreux, qui étaient restés fidèles à l'anesthésie rachidienne. Les travaux publiés sur ce sujet se sont déjà tellement multipliés, aussi bien en France qu'à l'étranger et principalement en Allemagne, qu'il n'est plus possible d'en faire une étude d'ensemble. Tous démontrent jusqu'à l'évidence la supériorité de la stovaïne sur la cocaïne : puissance anesthésique égale, toxicité trois fois moindre ; à quoi il faut ajouter l'action tonicardiaque, antithermique et antiseptique du nouveau produit. L'abandon de la cocaïne se trouve ainsi pleinement justifié. Dans le domaine de l'anesthésie rachidienne, les accidents avaient été tels que cette méthode, si élégante et si intéressante au point de vue physiologique, avait dû être délaissée malgré ses avantages incontestables. Dans celui de l'anesthésie locale, qui donnait entre les mains de M. Reclus et de ses élèves de si brillants résultats, la cocaïne n'avait pas toujours été à l'abri de graves reproches, justifiés par les accidents auxquels elle donnait lieu pour peu que les règles fondamentales de la technique fussent transgressées. La grande toxicité de cet alcaloïde et la facilité déplorable avec laquelle se produisaient les accidents, l'avaient fait abandonner par un certain nombre de chirurgiens que le chloroforme, cependant, effrayait, et qui eussent été heureux qu'on leur mît entre les mains un produit plus maniable, et donnant cette sécurité sans laquelle aucune extension de la méthode n'était possible. Aujourd'hui, il semble que le problème soit résolu et, grâce à la merveilleuse découverte de M. Fourneau, la chirurgie se trouve dotée d'une substance qui a déjà provoqué l'enthousiasme, plus encore dans les pays d'outre-Rhin qu'ici, et qui ouvre à l'*anesthésie consciente* — par opposition à l'anesthésie générale ou *inconsciente* — des horizons nouveaux. Les spécialistes — dentistes et laryngologistes — obligés d'opérer leurs malades assis, s'en sont emparés avec joie et, plus encore que les chirurgiens, apprécient ses qualités.

En élève fidèle de M. Reclus, nous avons, dès le premier jour, adopté le nouvel anesthésique, et, dès nos premiers essais, nous avons pu nous convaincre de sa supériorité sur la cocaïne. Mais nous nous sommes souvenu aussi de nos travaux antérieurs sur la rachicocaïnisation que nous avions dû abandonner devant l'avalanche de faits défavorables. M. Chaput venait de communiquer à la Société de biologie sa première statistique d'anesthésie lombaire par la stovaïne. Encouragé par les résultats qu'il obtenait, nous nous sommes mis à rachistovaïniser à notre tour, et nous possédons aujourd'hui une statistique personnelle respectable par le nombre des cas, plus respectable encore par les résultats qu'elle accuse et qui vont nous permettre de réhabiliter une méthode jadis si décriée. Aussi avons-nous pensé faire œuvre utile en composant ce modeste travail sur l'*Anesthésie chirurgicale par la Stovaïne*, comprenant à la fois l'anesthésie locale et la rachianesthésie. Pour ce qui est de la première, nous ne pourrons que répéter ce que M. Reclus enseigne depuis près de vingt ans en y ajoutant les données que suggère l'observation de chaque jour et en insistant sur les quelques modifications heureuses que la découverte de la stovaïne a permis d'apporter à la technique des injections locales. Par contre, nous avons préféré reprendre en entier la question des injections sous-arachnoïdiennes, et, après en avoir tracé l'historique et la technique, nous nous sommes attaché, par l'étude minutieuse des faits, à démontrer, non seulement la supériorité de la rachistovaïnisation sur son aînée, la rachicocaïnisation, mais encore la bénignité — nous voudrions dire l'innocuité — d'une méthode qui fait ses preuves depuis près de deux ans et à laquelle, cette fois, semble promis un avenir meilleur.

La première partie de cet ouvrage est consacrée à l'étude chimique, physiologique et clinique de la stovaïne, ainsi qu'aux injections localisées de stovaïne par la méthode de notre maître M. Reclus. La deuxième partie traite de l'anesthésie lombaire par injection sous-arachnoïdienne de stovaïne suivant la méthode de Corning-Bier.

PREMIÈRE PARTIE

LES INJECTIONS LOCALISÉES DE STOVAÏNE

(MÉTHODE DE RECLUS)

I

ÉTUDE CHIMIQUE ET PHYSIOLOGIQUE DE LA STOVAÏNE

Trois facteurs déterminent essentiellement les propriétés physiologiques des corps organiques :

1° Un *noyau* ou *support* qui peut être indifférent, mais qui, très souvent, communique à la molécule entière une certaine tendance physiologique ;

2° Des *groupements fonctionnels*, sortes de branches attachées au noyau : oxhydriles, éthers, carboxyles, amides, etc., auxquels est due l'action physiologique spécifique ;

3° La situation qu'occupent les groupements dans le noyau.

Ces trois facteurs peuvent agir dans le même sens, mais cela est extrêmement rare, surtout pour les produits naturels. Ces derniers, dus au hasard, doivent, en effet, leur utilisation à celle de leurs propriétés qui domine les autres et qui fait qu'on a négligé jusqu'ici, faute de mieux, leurs propriétés nuisibles ou inutiles.

La chimie a justement pour but, lorsqu'elle s'occupe de produits pharmaceutiques, d'exalter les propriétés utiles en supprimant tout ce qui est nuisible. Aidé par le physiologiste, le chimiste doit, d'abord, essayer de mettre en évidence tous les éléments auxquels la molécule doit son action spécifique, et alors, ou bien il développe soigneusement celui de ces éléments qui lui paraît le plus nécessaire tout en conservant l'ensemble moléculaire primitif, ou bien il essaye de greffer sur une autre molécule — de planter dans un autre terrain — l'organe essentiel qu'il a mis en évidence, puis détaché.

A la première de ces conceptions sont dus tous les médicaments dérivés directement des produits naturels : codéine, dionine, héroïne, euquinine, aristoquinine, salicylates, etc. ; à la deuxième sont dus des médicaments purement synthétiques, sans rapports avec les produits naturels : antipyrine, phénacétine, presque tous les hypnotiques, enfin la *stovaïne*.

Comment M. Fourneau a-t-il été amené à la conception de la stovaïne? Lorsqu'on examine les édifices moléculaires de la cocaïne, de la tropacocaïne et de l'eucaïne, on remarque tout de suite qu'ils ont trois points communs :

1° Une fonction aminée;

2° Une fonction alcoolique;

3° Un groupe benzoylé attaché à la fonction alcoolique.

Ces corps sont donc essentiellement des *amino-alcools*. Examinons l'un après l'autre leurs éléments constitutifs.

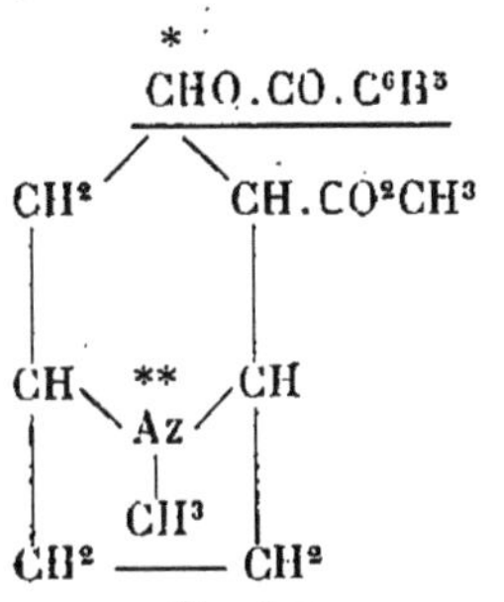

*
$CHO.CO.C^6H^5$
CH^2 $CH.CO^2CH^3$
CH ** CH
Az
CH^3
CH^2 — CH^2

Cocaïne.

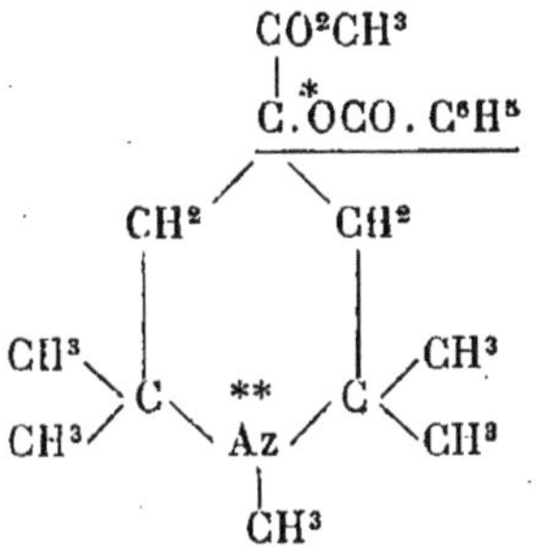

CO^2CH^3
*
$C.OCO.C^6H^5$
CH^2 CH^2
CH^3 CH^3
C ** C
CH^3 Az CH^3
CH^3

Eucaïne.

*
$CHO.CO.C^6H^5$
CH^2 CH^2
CH ** CH
Az
CH^3
CH^2 — CH^2

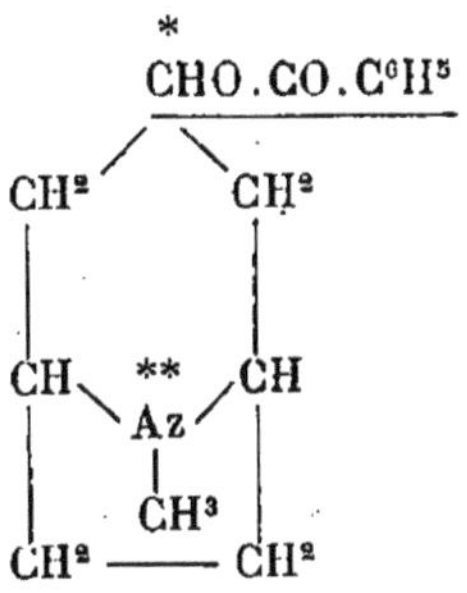

Tropacocaïne.

Nous constatons d'abord que la *fonction azotée* fait partie d'un noyau fermé *pipéridinique* dont on connaît depuis longtemps la *toxicité*.

La *fonction alcoolique* est secondaire dans la cocaïne et la tropacocaïne, tertiaire dans l'eucaïne.

Le *groupe benzoylé* détermine la propriété anesthésique. Si on le détache, par hydrolyse, de la molécule, celle-ci perd immédiatement sa propriété spécifique et, du même coup, les autres propriétés inhérentes au seul noyau sont mises en évidence.

Il fallait donc : supprimer le noyau pipéridinique, maintenir le groupe benzoylé et, par conséquent, la fonction alcoolique à laquelle il est attaché et leur trouver un autre support azoté, mais inoffensif. Les amino-alcools et particulièrement ceux de la série grasse paraissaient, *a priori*, répondre à tous les desiderata. Ces corps étaient peu connus, rares et difficiles à obtenir ; mais on savait qu'ils étaient généralement peu toxiques. Après avoir trouvé une méthode pratique pour préparer à bon compte une grande quantité d'amino-alcools de constitutions différentes, M. Fourneau les a éthérifiés par l'acide benzoïque et les a fait soumettre par M. Billon à une analyse physiologique minutieuse.

Parmi tous les amino-alcools étudiés, un groupe attira immédiatement l'attention de MM. Fourneau et Billon. C'était celui des amino-alcools à fonction *alcoolique tertiaire* répondant au schéma :

$$\underset{\displaystyle CH^3}{\overset{}{R.COH}} - CH^2.Az\begin{cases} CH^3 \\ CH^3 \end{cases}$$

et dont les dérivés benzoylés sont fortement anesthésiques. Les autres amino-alcools à fonction alcoolique secondaire ou primaire, éthérifiés par l'acide benzoïque, conduisaient à des corps presque entièrement dépourvus de propriétés anesthésiques.

La grande originalité de la découverte de Fourneau réside donc dans le fait qu'elle met en évidence l'importance de la fonction alcoolique tertiaire dans les amino-alcools et l'inutilité de tout noyau azoté fermé, et qu'elle conduit au plus simple, au plus actif, au moins toxique de tous les anesthésiques locaux connus jusqu'à ce jour. Elle réunit les trois facteurs physiologiques énumérés plus haut. Dans la stovaïne, le *support* est inoffensif et l'introduction d'un *groupe déterminé* à une *place déterminée* fait apparaître brusquement une propriété physiologique d'un caractère marqué.

La stovaïne est donc l'éther benzoïque d'un amino-alcool de la série grasse, à fonction alcoolique tertiaire — qui est ici l'alcool amylique.

C'est le sel chlorhydrique du benzoyldiméthylaminopentanol.

$$C^2H^5 - \underset{\displaystyle CH^3}{\underset{|}{COH}} - CH^3$$

Alcool amylique tertiaire ou *pentanol.*

$$C^2H^5 - \underset{\displaystyle CH^3}{\underset{|}{COH}} - CH^2Az\begin{cases}CH^3\\CH^3\end{cases}$$

Diméthylaminopentanol.

$$C^2H^5 - \overset{\displaystyle CH^2 - N\begin{cases}CH^3\\CH^3\end{cases}}{\underset{\displaystyle CH^3}{\underset{|}{CO}}} - CO - C^6H^5,HCl$$

Chlorhydrate de diméthylaminobenzoylpentanol ou *stovaïne.*

On la prépare de la façon suivante : la diméthylamino-acétone est traitée par le bromure d'éthylmagnésium suivant la méthode de Grignard. On obtient ainsi le diméthylaminopentanol qu'il suffit d'éthérifier par le chlorure de benzoyle pour avoir la stovaïne.

$$\begin{matrix} & CH^3 \\ C{=}O & \\ & CH^2-Az\begin{matrix}CH^3\\CH^3\end{matrix}\end{matrix} \qquad Mg\begin{matrix}C^2H^5\\Br\end{matrix} \quad \rightarrow$$

Diméthylamino-acétone.

$$C^2H^5-\overset{\displaystyle CH^2-Az\begin{matrix}CH^3\\CH^3\end{matrix}}{\underset{\displaystyle CH^3}{CO}}-MgBr \qquad H^2O \quad \rightarrow$$

$$C^2H^5-\overset{\displaystyle CH^2-Az\begin{matrix}CH^3\\CH^3\end{matrix}}{\underset{\displaystyle CH^3}{COH}} \qquad \begin{matrix}C^6H^5\\ |\\ COCl\end{matrix} \quad \rightarrow$$

$$C^2H^5-\overset{\displaystyle CH^2-Az\begin{matrix}CH^3\\CH^3\end{matrix}}{\underset{\displaystyle CH^3}{CO}}-CO-C^6H^5 \quad . \quad HCl$$

Stovaïne.

La stovaïne cristallise en petites tablettes brillantes ressemblant beaucoup au chlorhydrate de cocaïne. Elle fond à 175 degrés; elle possède un goût amer, mais franc. Posée sur la langue, elle développe presque instantanément une insensibilité de longue durée. Elle est extrêmement soluble dans l'eau, peu dans l'alcool absolu, insoluble dans l'acétone. Les solutions aqueuses précipitent par les réactifs généraux des alcaloïdes. L'alcool méthylique et l'éther acétique la dissolvent facilement. Elle est très légèrement acide au tournesol et neutre à l'hélianthine.

Outre son goût très différent de celui de la cocaïne et son point de fusion (celle-ci fond à 186 degrés), il est assez facile de la distinguer de cet alcaloïde en mettant à profit la facilité avec laquelle elle est hydrolysée à froid par l'acide sulfurique concentré. On met quelques centigrammes (3 à 6 c. c.) de stovaïne dans un tube à essai et on la mouille avec 5 à 10 gouttes d'acide sulfurique concentré dans lequel elle se dissout facilement en dégageant de l'acide chlorhydrique. Quand la dissolution est complète (et il est bon de la favoriser en remuant le mélange avec un agitateur), on laisse couler le long des parois du tube à essais 2 à 3 centimètres cubes d'eau : on voit aussitôt se séparer de l'acide benzoïque. Cette réaction est négative avec la cocaïne.

Les solutions aqueuses sont *stérilisables* par la chaleur. L'ébullition prolongée, même pendant une heure, ne les altère nullement. Après évaporation des solutions, on la retrouve intacte et, en fait, il ne se dépose pas trace d'acide benzoïque. A 115 degrés en autoclave, les solutions supportent facilement une chauffe de vingt minutes; vers 120 degrés, elles sont lentement décomposées. Tout dernièrement, Ribaut et Dufour[1] (de Toulouse) ont entrepris des expériences sur la stérilisation des solutions de stovaïne. Ils se sont servis d'une solution à 2 p. 100 et de trois verres différents dont l'alcalinité était de 16 — 3,4 — 02, et qui ont été portés aux températures suivantes : 100 degrés, 105 degrés, 115 degrés et 125 degrés. Ils ont constaté que la perte globale était due : 1° à la saponification de la stovaïne; 2° à un mécanisme autre amenant la production de substances volatiles. Ce mécanisme dépend surtout de l'alcalinité du verre. Leurs conclusions sont : 1° que, contrairement à ce qui avait été annoncé, la stovaïne est altérée même à une température ne dépassant pas 100 degrés et dans des verres très peu alcalins; 2° que l'altération de la stovaïne est d'autant plus prononcée que le verre est plus alcalin et la température plus élevée; 3° que dans les mêmes conditions de température et d'alcalinité des verres, la stovaïne *présente une résistance plus grande que la cocaïne*; 4° et enfin, que dans la pratique, l'altération est de peu d'importance, au point de vue *quantitatif*, si la température ne dépasse pas 115 degrés et si les verres sont peu alcalins.

Essais de physiologie. — M. F. Billon s'est livré,

1. Sur la stérilisation des solutions de stovaïne. *Bull. des Sciences pharmaceutiques*, mai 1905.

avec la stovaïne, à des expériences sur divers animaux : grenouilles, cobayes, lapins. Nous ne parlerons ici que des expériences faites sur le cobaye, tant à cause de la sensibilité plus grande de cet animal à l'action de l'amyléine qu'à cause de la facilité de répéter la même expérience un grand nombre de fois, et nous ne pouvons mieux faire que de reproduire textuellement les passages du travail que ce distingué et consciencieux physiologiste a lus à l'Académie de médecine le 29 mars 1904 :

« TOXICITÉ POUR LE COBAYE. — La dose mortelle, en injection sous-cutanée, est très variable suivant le poids de l'animal. Chez les animaux jeunes, dont le poids est compris entre 400 et 500 grammes, on obtient un effet mortel avec 15 centigrammes pour 1 kilogramme de cobaye. Chez les animaux plus âgés, dont le poids est compris entre 600 et 800 grammes, la dose léthale est de 20 centigrammes pour 1.000 grammes. La solution, d'un titre variant de 1 à 5 p. 100, était faite dans l'eau distillée et injectée rapidement (sept secondes à trente minutes) par voie sous-cutanée. Chez les cobayes de 600 à 800 grammes, la survie après l'injection a été de six à huit heures.

« La dose toxique minimale (en injections sous-cutanées), c'est-à-dire la quantité qu'il est nécessaire d'injecter pour provoquer des accidents d'intoxication, est de :

« Cobayes de 4 à 500 grammes : 0 gr., 10 p. 1.000, solution eau distillée ;

« Cobayes de 6 à 800 grammes : 0 gr. 15 p. 1.000.

« J'ajoute que les femelles réagissent mieux que les mâles à l'injection, et les animaux en digestion mieux que les animaux à jeun.

« Description des accidents. — Après injection sous-cutanée sous la peau du dos, de la solution à 1 ou à 5 p. 100, on observe, lorsque l'injection est faite à dose mortelle (0 gr. 20) ou fortement toxique (0 gr. 18), les symptômes suivants :

« A. *Dose mortelle.* — La crise débute de sept à dix secondes après l'injection ; elle est précédée par un léger trismus qui va en s'accentuant. Deux à trois minutes après l'injection, l'animal semble inquiet. Laissé dans sa cage, il va de droite à gauche, mordillant les barreaux. Libre, cette agitation est plus manifeste ; l'animal recherche les endroits obscurs.

« La crise véritable débute par une *parésie* des membres postérieurs. Peu après, on assiste à de violentes attaques convulsives toniques et cloniques généralisées, se succédant très rapidement et ne présentant aucune rémission jusqu'à la période comateuse qui précède de une heure à deux heures la mort de l'animal.

« Le début de ces attaques est habituellement une attaque tonique ; l'animal tombe sur le côté droit ou gauche, les yeux sont largement ouverts, les membres en extension, la nuque rejetée en arrière en extension forcée. Cette phase tonique de début avec opisthotonos peut durer deux à trois minutes. Une phase clonique avec soubresauts convulsifs, mouvements de natation des membres antérieurs et postérieurs, quelquefois crise épileptiforme localisée à un des membres postérieurs ou antérieurs du côté droit, si l'animal est couché sur le côté gauche, et *vice versa*, lui fait suite.

« La période tonique du début de la crise peut être de longue durée et l'animal semble tomber en catalepsie.

« La plus petite excitation suffit d'ailleurs à faire cesser cet état cataleptique. Pendant ces attaques épileptiformes l'animal salive, mais le flux salivaire est peu abondant ; on peut noter également du larmoiement.

« En général, lorsque les injections sont faites en se servant de la solution concentrée (5 p. 100), il n'y a pas d'émission d'urine.

« Avec les solutions à 1 p. 1.000, la quantité d'eau injectée étant beaucoup plus considérable, on observe des émissions d'urine fréquentes mais toujours tardives. Au point de vue respiratoire, au début de la crise, il se produit une phase dyspnéique assez rapidement abolie ; après la dyspnée de début, on observe, lorsque l'injection est faite à dose toxique, une diminution progressive du nombre des mouvements respiratoires; ils diminuent en même temps d'amplitude.

« Quelques heures après le début des accidents (quatre à six heures suivant l'animal), le pouls est petit, les battements du cœur sont diminués, le rythme respiratoire est très inégal, apnéique.

« En même temps les symptômes convulsifs s'amendent, les membres sont en résolution et peu après l'animal meurt par asphyxie.

« Pendant toute la durée de la crise les réflexes cornéen, conjonctival, anal, abdominal ne sont pas modifiés sensiblement, ils paraissent plutôt exaltés.

« B. *Dose toxique minimale* (0 gr. 15 p. 1.000 chez un cobaye de 6 à 800 grammes). — A cette dose on ne peut obtenir qu'un léger trismus et quelques phénomènes convulsifs localisés à la nuque (opisthotonos rapide).

« C. *Dose toxique forte* (0 gr. 18 p. 1.000 chez un cobaye de 6 à 800 grammes). — Les symptômes sont les mêmes que pour la dose mortelle, mais ils durent moins longtemps (trois à quatre heures), la crise convulsive s'épuise, l'animal fait effort pour se tenir en équilibre sur ses pattes; il y parvient après quelque insuccès.

« Remis dans sa cage, il ne présente aucun phénomène tardif, très souvent même il s'alimente immédiatement après la crise (animaux conservés à jeun : vingt-quatre heures).

« Chez les femelles en gestation, la dose toxique forte, non mortelle, provoquait une expulsion prématurée des fœtus.

« A l'autopsie, on observe de la vasodilatation périphérique et de la vasodilatation intestinale. Le foie est congestionné, rouge sombre.

« Fréquemment la vésicule biliaire est turgescente. Les reins sont également de couleur sombre; la rate ne change pas d'aspect.

« On observe de légères hémorragies méningées.

« Les poumons sont congestionnés, hémorragiques, emphysémateux. Les animaux meurent toujours, d'ailleurs, avec des symptômes de congestion pulmonaire. Il n'y a pas dans la plèvre modification appréciable du liquide.

« Les organes génitaux sont également toujours congestionnés et hémorragiques. Chez les femelles en gestation nous avons noté des hémorragies placentaires graves.

« Dans l'urine prise dans la vessie on observe des hématies et des leucocytes.

« *Action sur la température.* — L'un des symptômes les plus caractéristiques des injections de doses toxiques est l'action sur la température.

« Chez les cobayes, celle-ci doit être prise sur les animaux laissés en liberté; on peut observer un abaissement de température, en quatre heures, de 8 degrés, ainsi que le montre le protocole expérimental suivant :

« Cobaye femelle de 730 grammes, reçoit en une heure quarante-cinq minutes, en une seule fois, 14 centimètres cubes d'une solution à 1 p. 100 dans l'eau distillée stérilisée, soit 0 gr. 20 p. 100 :

1 h. 50′	38°6
2 h. 5	38°7
2 h. 20	37°6
2 h. 35	36°6
2 h. 50	35°1
3 h. 5	34°4
3 h. 20	34°2
3 h. 35	33°7
3 h. 50	33°8
...	...
4 h. 30	33°4
5 h. 30	30°5

« L'animal meurt vers 9 heures du soir. Dans cette expérience, l'abaissement de température est d'environ 1 degré pour quinze minutes.

« Cette chute de température peut être plus rapide encore, comme l'indique le protocole suivant :

« Cobaye femelle de 700 grammes, reçoit en injection sous-cutanée 14 centimètres cubes de la solution à 1 p. 100 dans le chlorure de sodium à 8,5 p. 100. Les prises de température ont été faites régulièrement de quinze minutes en quinze minutes.

« L'injection est faite à 2 h. 50, la crise débute à 3 heures, la chute de la température est de 5 degrés en une heure trente ; 38°1 à 3 heures, 33°3 à

4 h. 30. Le minimum est atteint en une heure quarante-cinq (32°7). Il y a alors un état stationnaire, puis une période d'oscillation (souvent observée dans d'autres cas); vers 8 heures, la température remonte et atteint assez rapidement son point de départ.

« Dans cet exemple, l'animal, que nous considérions comme devant succomber, s'est, au contraire, rétabli. Dans la nuit, il y avait expulsion prématurée de deux fœtus. Le lendemain, l'animal est en très bon état.

« La prise de la température sous-cutanée nous permet de dire dès à présent que les courbes de température rectale et sous-cutanée sont croisées.

« La prise de température rectale était faite très soigneusement avec des thermomètres dits thermomètres à cobaye enfoncés de 6 à 7 centimètres dans le rectum.

« Il est bon de faire remarquer que cette chute si intéressante de température ne s'observe qu'avec des doses toxiques fortes.

« Chez les animaux injectés de doses toxiques minimales, doses ne produisant que de faibles symptômes convulsifs, en n'observe pas de chute de température sensible.

« Nous avions même observé une légère élévation de température chez un cobaye qui avait reçu une dose n'ayant occasionné qu'un peu d'inquiétude sans phénomène convulsif. » (Billon.)

Voici maintenant un petit tableau comparatif des effets de la cocaïne et de la stovaïne :

COCAÏNE. — Lapin de 2 kilogr. 100. Injection d'une solution à 1 p. 100 par voie intraveineuse :

3 h. 43′	reçoit	2 cc.	dans la veine	auriculaire.
3 h. 55	—	2 cc.	—	—
4 h. 5	—	2 cc.	—	—
4 h. 15	—	2 cc.	—	—
4 h. 25	—	2 cc.	—	(mort instantanée).
		10 cc.		

STOVAÏNE. — Lapin de 2 kilogrammes. Injection d'une solution à 1 p. 100 par voie intraveineuse.

3 h. 50′	reçoit	2 cc.	dans la veine	auriculaire.
3 h. 55	—	2 cc.	—	—
4 h.	—	2 cc.	—	—
4 h. 5	—	3 cc.	—	—
4 h. 20	—	2 cc.	—	—
4 h. 25	—	2 cc.	—	—
4 h. 30	—	2 cc.	—	—
4 h. 35	—	2 cc.	—	—
4 h. 38	—	1 cc.	—	—
4 h. 43	—	1 cc.	—	—
4 h. 47	—	1 cc.	—	—
		20 cc.		

L'animal a survécu.

Le lapin est un animal très peu sensible à l'action de la cocaïne. Il en est de même pour la stovaïne. Au contraire, le cobaye réagit très vivement à l'intoxication cocaïnique.

1° Cobaye de 640 grammes reçoit en injection intrapéritonéale 3 c. c. 1/2 de solution de chlorhydrate de cocaïne à 1 p. 100 (soit 0,0547 par kilogramme).

L'injection est faite à 5 h. 57, l'animal meurt à 6 h. 16.

Cobaye de 620 grammes reçoit en injection intrapéritonéale 7 centimètres cubes de solution de stovaïne à 1 p. 100 (soit 0 gr. 113 par kilogramme).

L'injection est faite à 6 h. 14, l'animal présente différents accidents; à 7 h. 25 il commence à marcher, il survit.

2° Cobaye de 480 grammes reçoit en injection dans les muscles de la cuisse 2 centimètres cubes de solution de cocaïne à 1 p. 100 (soit 0 gr. 05 par kilogramme).

L'injection est faite à 11 h. 30, l'animal meurt à 11 h. 45.

Cobaye de 390 grammes reçoit en injection dans les muscles de la cuisse 3 c. c. 5 de solution de stovaïne à 1 p. 100 (soit environ 0 gr. 09 par kilogramme).

Injection faite à 11 h. 40; l'animal présente des accidents pendant une demi-heure, puis il se remet complètement.

D'après ces expériences, on voit que, même chez des cobayes jeunes, des doses doubles de stovaïne ne produisent pas la mort, et que chez les cobayes adultes il faut atteindre des chiffres beaucoup plus élevés.

Les recherches expérimentales du professeur de Lapersonne (*Presse médicale*, 13 avril 1904) confirment les résultats obtenus par Billon. Elles montrent que les solutions aqueuses ou les solutions physiologiques au centième ont une toxicité beaucoup moindre que les solutions de cocaïne au même titre. Un lapin du poids de 2 kilogr. 450 reçoit, dans l'espace de deux heures, cinq injections intraveineuses représentant un total de 25 centimètres cubes et ne présente que quelques secousses nerveuses, un peu de raideur tétaniforme, tandis qu'un lapin de même poids est tué par 8 à 10 centimètres cubes de solution de cocaïne.

Les effets physiologiques ont été étudiés dans les instillations et dans les injections sous-conjonctivales : pour les *instillations*, M. de Lapersonne s'est servi de collyre au 1/25 en solution physiologique. Avec trois gouttes de ce collyre, on obtient chez le lapin une anesthésie très complète de la conjonctive et de la membrane clignotante, mais incomplète au centre de la cornée. Au moment de l'instillation, les paupières se contractent, il y a un clignotement assez accusé, suivi de larmoiement; au bout d'une demi-heure, les paupières s'ouvrent, le réflexe palpébral est aboli. L'anesthésie est complète au bout d'une minute; les vaisseaux de la conjonctive sont légèrement injectés, et il y a un certain degré de myosis. La durée de l'anesthésie varie de trois à dix minutes suivant les animaux. Si l'on instille trois fois trois gouttes à une minute d'intervalle, on obtient une anesthésie profonde, même au centre de la cornée, durant vingt à vingt-cinq minutes, mais, à plusieurs reprises, il y a eu une légère desquamation de l'épithélium cornéen par îlots.

Si l'on instille, dans des proportions identiques, d'un côté la stovaïne, de l'autre la cocaïne, l'insensibilité est toujours plus marquée du côté de la cocaïne et elle dure plus longtemps. Les sections de la cornée et de la conjonctive, la recherche d'un muscle avec le crochet à strabisme, ne sont pas senties par le lapin qui n'est pas fixé; en revanche, il se débat et gémit lorsqu'on attire l'iris pour faire l'iridectomie.

L'*injection sous-conjonctivale*, avec la solution à 1 p. 100, ou, à plus forte raison, avec la solution à 1 p. 25, produit un chémosis de la grosseur d'une lentille, et entraîne une vasodilatation intense des vaisseaux entourant le chémosis. Au bout d'une minute, l'insensibilité est complète dans une zone assez étendue; l'excision d'un lambeau conjonctival, la recherche d'un muscle, sa section ne provoquent aucun mouvement du lapin; quinze minutes après, le crochet à strabisme est remis dans la plaie : le lapin ne bouge pas. Sur l'œil opposé, une injection sous-conjonctivale de cocaïne, dans des proportions identiques, ne paraît pas donner une anesthésie aussi complète; pendant la même série de traumatismes, l'animal s'agite, particulièrement au moment de la recherche du muscle.

M. Mottey, chef du laboratoire de la clinique ophtalmologique à l'Hôtel-Dieu, s'est, à son tour, instillé dans l'œil quelques gouttes de collyre à la stovaïne. Au moment de l'instillation, il a éprouvé une sensation très forte de corps étranger avec cuisson, larmoiement et photophobie. Au bout de deux minutes, l'anesthésie conjonctivale était complète, mais il avait seulement de l'hypoesthésie cornéenne qui a peu duré. Au bout de dix minutes, l'œil étant redevenu sensible, l'instillation d'une nouvelle goutte produit des sensations aussi désagréables; en rapprochant les instillations, l'impression provenant surtout des bords des paupières est encore pénible. Il existait un peu de gêne de l'accommodation : elle n'a duré que quelques minutes. Il n'y a eu aucune modification de tonus ni de l'orifice pupillaire. La conjonctive est restée un peu rouge pendant quelques instants, et sa sensibilité est revenue d'abord du côté de l'angle externe.

Étude pharmacodynamique. — Le professeur Pouchet et son préparateur Chevalier se sont livrés à une étude approfondie des propriétés de la stovaïne; ils ont communiqué les premiers résultats obtenus à l'Académie de médecine le 12 juillet 1904 :

« La toxicité de ce corps, comparée à celle de la cocaïne, est beaucoup plus faible. Chez le cobaye, nous l'avons évaluée à 0 gr. 18, 0 gr. 20 par kilogramme d'animal, en employant une solution à 1 p. 100, en injection intrapéritonéale; chez le chien, en injection intraveineuse, la dose toxique mortelle est de 0 gr. 10 à 0 gr. 12 par kilogramme d'animal.

« L'absorption du médicament se fait rapidement, et il n'y a presque pas de différence entre la toxicité par voie intraveineuse, par voie intrapéritonéale ou par voie sous-cutanée chez cet animal.

« Les phénomènes d'intoxication constatés présentent *deux types* très distincts, suivant les animaux auxquels on s'adresse. Chez les herbivores, chez les cobayes en particulier, l'intoxication peut revêtir les deux formes. On observe soit de l'analgésie généralisée avec absence presque totale de phénomènes nerveux, soit, au contraire, de l'hyperesthésie avec des convulsions généralisées.

« Dans le premier cas, l'animal montre une agitation légère à laquelle fait bientôt suite un affaissement presque complet. L'analgésie est totale, l'animal ne répond plus aux excitations, mais n'est pas paralysé; seuls les mouvements volontaires sont un peu plus lents. En même temps, on voit la température baisser de 4, 5 et même 6 degrés pendant les quelques heures qui suivent l'injection.

Cet état persiste durant six à huit heures, puis les animaux reviennent progressivement à la normale et se rétablissent. Cette forme d'intoxication est rarement mortelle ; cependant, dans certains cas, les animaux sont tardivement pris de convulsions et meurent au cours d'une crise convulsive, comme dans la forme suivante.

« Chez un certain nombre d'animaux, au contraire, en particulier chez les cobayes à poils longs, hérissés, dits russes, beaucoup plus sensibles aux poisons nerveux, on voit se manifester un tableau symptomatique tout différent. Immédiatement après l'injection, les animaux présentent de l'agitation ; puis, cinq à dix minutes après, ils sont pris d'inquiétude, de trismus, de mouvements simulant le vomissement, d'agitation extrême, d'hyperexcitabilité réflexe prononcée. Brusquement, l'animal est projeté sur le dos ou sur le côté ; et on voit alors éclater une crise convulsive d'abord clonique, avec mouvements ambulatoires, de natation, de giration, puis franchement tonique avec opisthotonos et contractures toniques accompagnées de tremblements. Cette crise dure environ deux à trois minutes et se répète à des intervalles assez rapprochés jusqu'à la mort de l'animal. Ces périodes convulsives ne sont pas toutes identiques : certaines sont franchement cloniques, d'autres ressemblent à une attaque épileptiforme, d'autres enfin sont presque exclusivement toniques ; il faut cependant noter que toutes se terminent par une ou plusieurs contractions toniques, et que plus on approche de la mort de l'animal, plus le type tonique s'accentue jusqu'à subsister seul aux dernières crises. Dans cette forme de l'intoxication, la température baisse légèrement, mais beaucoup moins que dans la première forme décrite.

« Chez le chien, et surtout chez le chat, à système nerveux encore beaucoup plus impressionnable, l'intoxication à forme convulsive se montre toujours, même avec des doses faibles, et l'on n'observe jamais de baisse de température; au contraire, elle s'élève plus ou moins, suivant l'intensité des crises convulsives.

« L'étude détaillée de l'intoxication chez ces animaux est intéressante, car elle nous permet, jusqu'à un certain point, de nous rendre compte de l'action de la substance sur les diverses parties du système nerveux.

« Immédiatement après l'injection intra-veineuse de 0 gr. 20, soit 20 centimètres cubes d'une solution de stovaïne à 1 p. 100 dans de l'eau additionnée de 8 gr. 50 de chlorure de sodium par litre, un chien d'environ 15 kilogrammes présente de la gêne respiratoire, quelquefois même un arrêt complet et passager de la respiration. Laissé libre, il titube, cherche à se caler dans un angle; bientôt il est pris de vomissements, puis il se couche, car il présente de la faiblesse et même de la paralysie du train postérieur. Quelques minutes après, il est pris d'une secousse généralisée, avec mouvements ambulatoires violents; surviennent ensuite l'opisthotonos et des convulsions franchement toniques qui marquent la fin de la convulsion proprement dite.

« L'animal reprend sa respiration, qui devient ample, profonde et précipitée. Il cherche alors à se relever ; le train postérieur est paralysé, l'incoordination motrice est manifeste, et il exécute pendant quelque temps des mouvements désordonnés ; enfin il parvient à se redresser sur ses pattes et à marcher plus ou moins franchement. Une salivation intense marque la fin de cette période; l'animal se remet progressivement. Si l'on continue les injections intraveineuses, par doses de 0 gr. 20, à intervalles d'un quart d'heure, on voit, à la suite de chaque injection, se reproduire une crise convulsive du même genre que celle que nous venons de décrire. Cependant, au fur et à mesure des progrès de l'intoxication, ces crises convulsives se différencient suivant que les diverses parties du système nerveux sont plus ou moins touchées. C'est ainsi que l'on voit se produire, dans la première partie de l'intoxication, des convulsions plutôt cloniques, avec mouvements ambulatoires, de galop, de natation, entremêlées de convulsions tonicocloniques et toniques.

« A une période plus avancée, apparaissent de

grandes convulsions, à type nettement épileptiforme. L'animal exécute de grands mouvements giratoires sur lui-même et des mouvements en cercle autour de son train postérieur complètement paralysé. Par intervalles, sa tête et son train antérieur se dressent brusquement, puis retombent flasques, pour être projetés de nouveau quelque temps après.

« Par intervalles, également, se manifestent des contractures toniques avec opisthotonos et, plus rarement, pleurosthotonos.

« Un peu plus tard, ces phénomènes augmentent d'intensité et les crises deviennent subintrantes, l'opisthotonos s'accentue, la tête est complètement renversée en arrière par instants, l'animal est en érection et l'extrémité caudale est animée de mouvements violents et désordonnés.

« Dans la dernière phase de l'intoxication, l'animal présente nettement des convulsions à type strychnique avec trismus initial et claquements de la mâchoire, des tremblements généralisés, de l'opisthotonos et de la contracture des membres en extension forcée. Ces crises sont séparées par des intervalles de repos de plus en plus courts pendant lesquels l'animal présente de la polypnée. Il meurt à la suite de convulsions se succédant presque sans interruption, la respiration s'étant définitivement arrêtée pendant la crise convulsive.

« Chez le chat, les mêmes phénomènes se manifestent avec peut-être une intensité plus considérable que chez le chien.

« Chez tous ces animaux, l'insensibilité est complète dès les premières phases de l'empoisonnement. La dilatation pupillaire est portée à son maximum et la cécité est probablement complète pendant la période d'état de l'intoxication. Pendant cette même période, les animaux semblent également avoir des hallucinations.

« De nombreuses mensurations thermométriques, effectuées pendant les expériences chez ces animaux, montrent que, dans les intoxications non mortelles, la température se maintient normale; elle est quelquefois même légèrement augmentée.

« Dans les intoxications graves et mortelles, la température est toujours fortement supérieure à la normale; et, sous l'influence des convulsions, elle arrive à atteindre 41 degrés et même 42 degrés.

« La stovaïne paraît donc agir comme un poison du système nerveux tout entier; les troubles respiratoires, les vomissements que l'on constate toujours immédiatement après les injections indiquent nettement une action de la substance sur le bulbe. Les convulsions cloniques, les hallucinations, les troubles oculaires paraissent évidemment sous la dépendance d'une excitation des hémisphères cérébraux; l'incoordination motrice et surtout les mouvements giratoires indiquent nettement un trouble des fonctions du cervelet; les convulsions toniques, l'opisthotonos, les divers autres phénomènes nerveux observés montrent la part prépondérante de la moelle dans la production des accidents, principalement dans les dernières phases de l'intoxication.

« Dans quel ordre ces diverses parties du système nerveux central sont-elles touchées et avec quelle intensité? Tel est le problème qui se pose, et qui n'est encore que très incomplètement résolu.

« Nous pouvons seulement dire, à l'heure actuelle, que l'influence préalable du chloralose retarde mais n'empêche pas les convulsions à doses toxiques élevées. Les convulsions cloniques ne se manifestent que très faiblement et ce sont presque exclusivement des convulsions toniques qui sont observées dans ce cas.

« Le chloroforme, à dose anesthésique, détermine l'arrêt complet des phénomènes convulsifs et paraît diminuer ultérieurement l'intensité des manifestations convulsives, la période d'anesthésie étant terminée.

« Le bromure de potassium, ingéré et injecté préventivement pour diminuer l'irritabilité corticale du cerveau, ne paraît pas avoir d'action très nette sur l'apparition et l'évolution des phénomènes convulsifs chez les animaux intoxiqués ultérieurement par de fortes doses de stovaïne.

« En raison de ces faits, nous attribuons donc

2.

une part prépondérante, dans la production des phénomènes toxiques, à la moelle et au cervelet, le bulbe et les hémisphères cérébraux étant cependant touchés, mais beaucoup moins profondément.

« Nous reviendrons du reste sur l'étude de l'action de ce corps sur le système nerveux.

« Lorsqu'on a commencé à parler des propriétés physiologiques de la stovaïne, on l'a comparée à la cocaïne et l'on a indiqué qu'elle possédait, contrairement à cette substance, un pouvoir vasodilatateur.

« Les expériences que nous avons faites sur le chien nous ont montré que toutes les fois que l'on pratique une injection intraveineuse, on voit presque immédiatement la pression baisser de 6, 7 et même 8 centimètres de mercure suivant la dose injectée, en même temps que le nombre des battements cardiaques s'accroît dans une proportion notable et qu'ils diminuent d'amplitude; mais si la dose injectée n'a pas été mortelle d'emblée, la pression remonte progressivement, le nombre des contractions diminue, l'intensité redevient promptement normale.

« Voulant nous rendre compte de la part prise par le pneumogastrique dans la production de ces phénomènes, nous avons pu constater qu'après l'injection d'une dose non mortelle de stovaïne, l'excitabilité de ce nerf était détruite, non par suite d'une modification de sa conductibilité, l'excitabilité du bout périphérique étant diminuée, mais provoquant cependant encore une chute de la pression avec ralentissement, mais bien par suite d'une modification subie dans ses noyaux d'origine, le bout central excité ne produisant plus aucun phénomène.

« Cette action bulbaire concorde bien avec les autres phénomènes observés, et l'arrêt de la respiration qui coïncide avec cette chute de pression dénote aussi une action primitive et passagère de la substance sur le bulbe.

« Néanmoins, il faut tenir compte, dans la production de ces phénomènes circulatoires, d'une influence de la stovaïne sur l'endocarde, qui doit nécessairement s'exercer en raison de l'action de ce corps sur les divers éléments cellulaires avec lesquels il vient de se trouver en contact.

« *Jusqu'alors, aucun des phénomènes observés au cours de ces expériences ne vient confirmer l'existence d'une vasodilatation, qui paraît, en outre, en contradiction avec le fait bien établi d'une action tonicardiaque très accusée.*

« L'étude de ce médicament sur le cœur de la grenouille nous a montré, en effet, que cette substance n'était pas, à doses même assez fortes, un poison du cœur, mais, au contraire, pouvait être considérée comme un *tonique* de cet organe. On voit, en effet, chez ces animaux, le nombre des contractions cardiaques diminuer dans une assez forte proportion, mais l'énergie des systoles et l'amplitude des diastoles augmentent de plus du double, tout en restant toujours régulières. Ce n'est qu'à des doses toxiques mortelles, qu'après cette période on voit survenir un ralentissement progressif, des intermittences, de la diminution d'énergie, et finalement l'arrêt en systole avec contracture du myocarde.

« L'étude de la contraction musculaire chez la grenouille et divers animaux nous a montré qu'à la suite de l'intoxication, il se produisait un affaiblissement progressif, puis la perte de l'excitabilité des nerfs moteurs, et qu'en même temps on pouvait constater une disparition également progressive de la contractilité musculaire.

« Appliquée localement sur un nerf moteur, la stovaïne en solution à 4 p. 100 abolit, au bout d'un certain temps, les propriétés conductrices du nerf, qui devient inexcitable.

« Si on le lave avec une solution tiède de sérum physiologique, ses propriétés reviennent lentement. Cette section physiologique du nerf est beaucoup moins nette qu'avec la cocaïne.

« Ces divers résultats nous ont conduit à penser qu'en dehors de son action centrale sur le système nerveux, cette substance devait posséder une action inhibitrice sur les diverses cellules vivantes avec lesquelles on la met en contact. Elle doit évidemment posséder une influence retardante considérable sur la nutrition, et l'abaissement thermique constaté chez certains animaux n'est pas seulement d'origine nerveuse. Les expériences actuellement en cours ne nous permettent pas encore de donner à ce sujet une conclusion ferme. Cependant les propriétés antiseptiques remarquables que nous lui avons trouvées tendent également à justifier cette conception.

« Voici, en effet, le résumé des quelques expériences effectuées à ce sujet.

« ACTION BACTÉRICIDE DE LA STOVAÏNE. — A. *Eaux extrêmement chargées de germes de toutes espèces* : Tous les germes sont tués dans les conditions suivantes :

DURÉE DU CONTACT	DOSES
Instantanément	20 p. 100
Après 5 minutes	25 p. 1.000
Après 30 minutes	10 —
Après 2 h. 30'.	5 —
Après 24 heures	1 —

« B. *Cultures pures et bouillons ordinaires, après vingt-quatre heures à l'étuve* : *B. Charbon*, n'est pas tué après trente-six heures de contact avec 25 p. 1.000 de stovaïne. *Staphylococcus pyogenes aureus* n'est pas tué après trente-six heures de contact avec 15 p. 1.000 de stovaïne. *B. coli* est tué après trente-six heures de contact avec 15 p. 1.000

de stovaïne. *B. typhique* est tué après trente-six heures de contact avec 10 p. 1.000 de stovaïne. *B. diphtérique* est tué après trente-six heures de contact avec 5 p. 1.000 de stovaïne. Aux mêmes doses, une durée de contact de une heure est tout à fait insuffisante.

« Le bouillon de bœuf additionné de stovaïne à la dose de 25 p. 1.000 donne un trouble abondant et persistant dû à la précipitation de la stovaïne par le phosphate sodique. On constate, en effet, que l'addition de phosphate de soude dilué à une solution de stovaïne, détermine immédiatement la formation d'un trouble laiteux. Ce précipité se dissout dans un grand excès d'eau.

« En résumé, la stovaïne peut être classée dans le groupe des analgésiques locaux, et elle possède en outre, à faible dose, des propriétés antithermiques manifestes.

« Elle possède une action analogue à celle de la cocaïne, elle abolit les propriétés vitales des cellules avec lesquelles elle vient en contact et agit comme poison du système nerveux central.

« *Sa toxicité beaucoup plus faible que celle de la cocaïne, son action tonique sur le cœur, son pouvoir analgésique considérable, ses propriétés antiseptiques en font un médicament auquel on peut prédire un bel avenir au point de vue thérapeutique.* » (Pouchet et Chevalier.)

II

ÉTUDE CLINIQUE

Le problème de l'anesthésie stovaïnique a été nettement posé, dès le premier jour, par M. Reclus : « Ce dont nous nous informons, tout d'abord, a-t-il dit à l'Académie de médecine [1], lorsqu'il s'agit d'un anesthésique nouveau, c'est sa toxicité et sa puissance analgésique, et un nouvel anesthésique n'a quelque chance de se substituer à un ancien que s'il est ou plus analgésique ou moins toxique. » En d'autres termes, il s'agissait de répondre aux deux questions suivantes : la stovaïne est-elle aussi ou plus analgésique que la cocaïne ? est-elle moins toxique ?

Pour cela, le meilleur procédé consistait à choisir une opération où une longue incision était nécessaire, par exemple l'extirpation d'un long segment de veine saphène variqueuse. On se servait, pour la première moitié de la future incision, de l'analgésique ancien (cocaïne); pour l'autre moitié, de

1. Séance du 5 juillet 1904. (Rapport sur le Mémoire de Billon.)

l'analgésique nouveau (stovaïne), et comme le malade restait le même avec sa susceptibilité intacte, on possédait là un excellent terme de comparaison. Des nombreuses expériences cliniques auxquelles s'est livré M. Reclus, il a pu conclure que cocaïne et stovaïne avaient la même puissance analgésique. « Bien maniées, bien injectées, l'une et l'autre s'opposent à toute douleur. » M. Chaput est arrivé aux mêmes conclusions et nous-même, au cours de plusieurs interventions, nous avons constaté que la stovaïne ne le cédait en rien, quant à l'analgésie, à la cocaïne. Bien entendu, dans l'un comme dans l'autre cas, le titre de la solution était le même.

Cette question du *titre de la solution* avait une importance capitale pour la cocaïne. Du temps des solutions à 5 p. 100, les accidents n'étaient pas rares; aussi, dès 1894, M. Reclus avait adopté la solution unique à 1 p. 100, et jusqu'en 1901, au cours de plusieurs milliers d'opérations, il n'avait eu à déplorer ni accident, ni incident appréciable d'aucune sorte. En décembre 1901, lorsque nous avions l'honneur d'être son interne à l'hôpital Laënnec, notre maître eut l'heureuse idée de substituer, pour l'anesthésie en surface par simple application d'un tampon imbibé de cocaïne et pour l'anesthésie des tissus profonds, à la solution *forte* à 1 p. 100, la solution *faible* à 1/2 p. 100, réservant la première aux injections intradermiques. Mais la solution forte devait bientôt disparaître et, en 1903, lorsque parut l'*Anesthésie localisée par la cocaïne*, la solution faible à 1/2 p. 100 régnait en souveraine maîtresse. Avec elle, il est vrai, l'abolition totale de la sensibilité paraissait plus rare ; les malades conservaient davantage la sensibilité tactile, notant plus facilement le passage du bistouri, ses arrêts et ses reprises. Mais ces inconvénients, outre qu'ils étaient minimes, disparaissaient devant ce fait qu'on pouvait injecter beaucoup plus de cocaïne, en vertu de ce principe que *la même quantité d'alcaloïde est d'autant moins toxique qu'elle est diluée dans une plus grande quantité d'eau.* 10 centigrammes de cocaïne dilués dans 5 centimètres cubes d'eau (solution à 2 p. 100) sont plus dangereux que la même dose de cocaïne diluée dans 10 centimètres cubes d'eau (solution à 1 p. 100.) Ce qui était vrai pour la solution forte s'appliquait avec plus de raison à la solution faible à 1/2 p. 100, de sorte que, pratiquement, nous arrivions à la conclusion suivante : si, avec la solution à 1 p. 100, la *dose maximum*, au delà de laquelle on pouvait observer des accidents, était de 20 centigrammes (et ce n'était là qu'une simple supposition), avec la solution à 1/2 p. 100 cette dose maximum pouvait être dépassée et portée, par exemple, à 25 ou 30 centigrammes. Autrement dit, la solution faible permettait, non seulement d'éparpiller la même quantité de cocaïne sur une plus grande surfac, d'absorption, puisque le véhicule était doublée mais aussi d'injecter une dose beaucoup plus forte sans faire courir au malade plus de risque. Le domaine de l'anesthésie locale se trouvait ainsi considérablement agrandi et, pour citer un exemple, la cure radicale de la hernie inguinale par le procédé de Bassini s'annonçait comme devant ressortir couramment à la méthode, entre des mains exercées.

Le titre de la solution a-t-il la même importance pour la stovaïne? Nous ne le pensons pas, mais nous n'en admettons pas moins, avec notre maître, la nécessité et l'utilité de s'en tenir à la solution à 1/2 p. 100, et cela pour plusieurs raisons : tout d'abord, une expérience clinique, vieille déjà de plus de deux ans, montre que ce titre est parfaitement suffisant. Peut-être, à dose égale, la stovaïne à 1/2 p. 100 est-elle un peu moins active que la cocaïne. Cela tient, non pas à un pouvoir analgésique moindre, mais à une diffusibilité plus grande. En effet, la cocaïne est nettement vasoconstrictive : l'anémie des tissus au milieu desquels on l'injecte est visible à l'œil nu ; l'oblitération momentanée des vaisseaux s'oppose à l'absorption de l'alcaloïde, lequel reste sur place et agit entièrement sur les cylindraxes des nerfs. L'action de la cocaïne est ainsi rendue plus intense et plus prolongée. Il n'en est pas ds même de la stovaïne, qui n'est ni vasoconstrictive, ni vasodilatatrice, mais neutre ; ou plutôt, au dire de M. Pouchet, son action sur les vaisseaux est tellement légère et tellement fugace qu'on peut n'en tenir aucun compte. Les vaisseaux de la région stovaïnisée restent perméables, la substance analgésique est plus facilement absorbée, et son action s'en ressent en ce sens qu'elle est peut-être moins massive et de plus courte durée. C'est pour cela que M. Billon, tenant compte de cette action neutre sur les vaisseaux, avait établi, dès l'abord, la solution à 0,75 p. 100, considérée comme l'équivalente de la solution à 0,50 p. 100 de cocaïne. En réalité, ce n'était là qu'une complication : le chiffre de 0,75 était difficile à retenir; il aurait fallu construire des seringues d'une capacité spéciale pour rendre le calcul facile et pour éviter les erreurs de dosage au cours des opérations.

Nous préconisons donc la solution à 1/2 p. 100; la différence qui en résulte entre la stovaïne et la cocaïne est minime et disparaît pour peu que l'on injecte un peu plus de stovaïne. *Celle-ci possède en définitive le même pouvoir analgésique :* voilà la réponse à la première question.

La deuxième question : la stovaïne est-elle moins toxique? comporte une réponse nettement favorable à cette dernière. Les nombreuses expériences que nous avons relatées plus haut montrent, jusqu'à l'évidence, le peu de toxicité de la stovaïne et la mettent au premier rang des anesthésiques locaux que nous possédons aujourd'hui. Les déterminations comparatives de MM. Launoy et Billon[1] les autorisent à dire que « si l'on représente par 1 la dose léthale de chlorhydrate de cocaïne pour le cobaye, la dose léthale de stovaïne sera représentée par 2. De même, si l'on représente par 1 la dose minimum de HCl de cocaïne produisant des symptômes d'intoxication, celle-ci sera représentée par 3 pour le chlorhydrate d'amyléine. Inversement, la toxicité du chlorhydrate de cocaïne étant 1, la toxicité du chlorhydrate d'amyléine est 1/2 ou 1/3 ». Nous croyons, pour notre part, que, dans certains cas, la différence de toxicité, en faveur de la stovaïne, est encore plus grande et, sans vouloir anticiper sur le chapitre de la rachistovaïnisation, nous pouvons dire que l'on peut injecter impunément 6 à 7 centigrammes de stovaïne, peut-être plus, dans le canal rachidien, sans observer le moindre des incidents ou des accidents que provoquerait l'injection, au même point, de 2 ou même de 1 centigramme de cocaïne. Et ce qui est vrai pour le liquide céphalorachidien, où l'absorption est si rapide, l'est encore plus pour la peau et les tissus sous-jacents. Il n'est donc pas trop hardi de dire que, dans les limites des opérations qui ressortissent à l'anesthésie locale, la *toxicité de la stovaïne peut être considérée comme nulle* et que l'on n'aura à craindre aucun des accidents qui ont

1. Académie des sciences, 15 mai 1904.

rendu certains chirurgiens réfractaires à la méthode.

Parmi les causes que l'on peut invoquer pour expliquer cette moindre toxicité, figure l'absence de tout pouvoir vasoconstricteur. Or, la cocaïne est un vasoconstricteur puissant ; cette vasoconstriction, qui, *a priori*, paraît être un avantage (suintement sanguin moins considérable, augmentation du pouvoir analgésique), est, en réalité, le phénomène qui a le plus nui à ce médicament. L'anémie des vaisseaux encéphaliques est, en effet, un des phénomènes de début de l'intoxication par la cocaïne ; elle vient s'ajouter à la vasoconstriction, souvent intense, produite par la peur que ressent le malade et suffit à expliquer les alertes causées par des doses parfois infinitésimales de cocaïne. Nous verrons, au prochain chapitre, quels avantages inestimables découlent de ces constatations.

III

TECHNIQUE GÉNÉRALE DE L'ANESTHÉSIE LOCALE

Position du malade. — Sous le règne de la cocaïne cette question avait une importance primordiale : le malade devait être couché aussi bien pendant l'opération que dans les heures qui suivaient. Ce n'était pas là une simple recommandation, c'était un dogme que les adeptes de la cocaïne devaient avoir constamment présent à l'esprit s'ils ne voulaient s'exposer aux pires accidents et encourir les plus graves reproches. Et qu'il s'agît de doses élevées ou de doses infinitésimales, la règle ne devait fléchir sous aucun prétexte. C'est pour avoir contrevenu à ces principes que beaucoup de praticiens, des dentistes notamment, avaient fini par renoncer à l'emploi d'une substance dont ils vantaient par ailleurs les mérites.

Avec la stovaïne, la règle est moins sévère. Nous avons la conviction que l'on peut impunément, non seulement opérer les malades dans la *position assise*, mais encore leur permettre, aussitôt opérés, de retourner à leur lit ou de rentrer chez eux. Déjà, dans sa communication à l'Académie de médecine (*loc. cit.*), M. Reclus pressentait cet avantage de la stovaïne : « La vasoconstriction de la cocaïne, disait-il, nécessite impérieusement le décubitus horizontal. On ne saurait opérer les malades assis, et c'est une des lois, un des commandements les plus nécessaires de la technique. *Peut-être*, avec la stovaïne, pourra-t-on opérer les malades assis au grand bénéfice des opérations dans la bouche et sur la tête. Un certain nombre d'observations nous paraissent légitimer cette espérance. Mais nous n'avons pas encore une assez grande pratique pour oser le proclamer. »

Dès cette époque, les spécialistes étaient déjà plus affirmatifs, et MM. Sauvez[1] et Nogué[2], dentistes des hôpitaux, déclaraient opérer leurs malades assis sans que ceux-ci ressentissent le moindre malaise et eussent la moindre tendance à la syncope.

Nous-même, dans le service de consultation chirurgicale dont nous sommes chargé à l'hôpital, nous laissons nos malades assis toutes les fois que la nature de l'opération le permet. Nous avons voulu, à plusieurs reprises, en employant dans la même séance et successivement, la cocaïne et la

1. Sauvez : Un nouvel anesthésique local : la stovaïne. *Soc. d'odontologie de Paris*, 9 avril 1904.

2. Nogué : La stovaïne, anesthésique local, en stomatologie. *Archives de stomatologie*, avril et mai 1904.

stovaïne, sur des malades différents et pris au hasard, nous rendre compte de leur effet sur le système nerveux et toujours, infailliblement, l'injection de cocaïne s'est traduite par une tendance manifeste à la syncope, tandis que l'injection de doses égales, ou même supérieures de stovaïne, au même titre, laissait les malades dans l'indifférence absolue. Un jour, ayant une série de quatre panaris à inciser, nous divisâmes les malades en deux groupes comprenant chacun deux malades, un homme et une femme. Chez les deux premiers, nous nous servîmes de cocaïne, chez les deux autres de stovaïne, les deux solutions étant à 1/2 p. 100. La technique fut la même, à savoir la *bague anesthésique* à la base du doigt. Nos malades étaient assis; ils présentaient à peu près le même degré d'émotion : l'un des malades opérés à la cocaïne devint pâle avant même que son panaris fût incisé et nous dûmes le faire coucher sur un lit : l'autre n'accusa cette tendance à la syncope qu'à la fin de l'opération. Au contraire, les deux malades qui avaient reçu de la stovaïne ne présentèrent ni pendant l'incision ni après le moindre accident et purent aussitôt rentrer chez eux sans encombre. Certes, avec la cocaïne, la syncope n'est pas fatale, mais elle peut arriver, elle arrive même souvent et se manifeste parfois assez longtemps après l'injection. Nous ne voulons pas dire qu'avec la stovaïne la syncope soit impossible, puisque l'émotion seule, chez des sujets impressionnables, suffit à la provoquer; il n'en est pas moins vrai que, si elle existe, elle doit être très rare, et l'on pourrait aujourd'hui réunir plusieurs centaines d'observations dans lesquelles les malades, injectés et opérés dans la position assise, n'ont présenté aucune espèce d'accident. Cet avantage suffirait à lui seul à faire préférer la stovaïne à la cocaïne, étant donné le même pouvoir anesthésique des deux substances.

Titre et doses. — A côté de la position assise du malade, le titre faible de la solution constituait un principe non moins essentiel dont l'observation devait mettre à l'abri des accidents. Dans ces dernières années, le titre des solutions de cocaïne était descendu entre les mains de M. Reclus de 1 à 1/2 p. 100. M. Reclus a adopté le même titre pour la stovaïne. L'expérience montre que ce titre est suffisant à condition que l'on soit moins parcimonieux dans la distribution de l'anesthésique, ce qui revient à établir approximativement la *dose maximum* de stovaïne que l'on peut injecter chez l'homme. Pour la cocaïne, M. Pouchet était arrivé, par l'étude attentive des accidents, à considérer la dose de 20 centigrammes comme une dose convulsivante mais non mortelle, ce qui lui faisait dire : « Chez l'homme, la dose de 20 centigrammes de cocaïne, injectée en une seule fois ou dans un espace de temps restreint, est une dose toxique, une dose qui, incontestablement, engage la responsabilité de celui qui a fait cette injection ou ces injections dont la somme serait égale à 20 centigrammes dans un temps très court. » Ces conclusions sont peut-être exagérées, et plus d'une fois nous avons assisté à des opérations où la dose de 20 centigrammes avait été atteinte sans provoquer d'accidents. Cela ne signifie pas évidemment que l'on pourra toujours et impunément atteindre cette limite; d'ailleurs, les interventions qui nécessitent l'emploi d'une dose pareille, soit de 40 centimètres cubes de la solution à 1/2 p. 100, ne sont pas, d'ordinaire, du ressort de l'anesthésie locale.

Eh! bien, si nous prenons comme base ce chiffre de 20 centigrammes pour la cocaïne, et si nous tenons compte de la différence de toxicité des deux substances, différence qui, au dire de Launoy et Billon, est dans le rapport de 1 à 3, nous arrivons à cette conclusion que, *pour la stovaïne, la dose maximum est de* 60 *centigrammes*, soit 120 centimètres cubes de la solution à 1/2 p. 100! En réalité, on n'aura jamais besoin de recourir à de telles doses, sous peine d'entreprendre des opérations qui ne devraient pas figurer dans le cadre déjà si vaste des injections localisées. Il ne faudrait pas croire que l'adoption de la stovaïne ait beaucoup élargi ce domaine; seulement la moindre toxicité, l'innocuité, pour ainsi dire, de cette substance, permet d'être plus hardi et plus prodigue dans les injections, et, surtout, d'entreprendre les mêmes opérations avec beaucoup plus de sécurité parce que le malade est beaucoup plus à l'abri des accidents.

Un mot maintenant de la *méthode de Schleich*, si en vogue en Allemagne. La pharmacopée allemande fixe à 5 *centigrammes* la *dose maximum* de cocaïne que l'on peut injecter en une fois (soit en une seule injection, soit en plusieurs injections successives), et c'est cette crainte de l'alcaloïde qui a amené Schleich à user de solutions très diluées, contenant en même temps de la morphine et du chlorure de sodium. Il existe trois solutions : la solution *forte*, titrée à 1 p. 500; la solution *moyenne*, à 1 p. 1.000, et la solution faible, à 1 p. 10.000 (!). Les inconvénients de la méthode, dans les détails de laquelle nous ne pouvons entrer, sont nombreux : d'abord le temps relativement considérable que demande la mise en œuvre de la méthode; la série des piqûres qu'il faut faire; les anesthésies secondaires des troncs nerveux avec l'acide phénique; ensuite l'œdème qui voile la région, dissocie les tissus et détruit les rapports anatomiques. Et ces inconvénients ne sont rachetés par aucun avantage : la méthode de Schleich n'aurait sa raison d'être que si celle de Reclus était dangereuse. Or, celle-ci ne l'était pas avec la cocaïne; elle l'est encore moins avec la stovaïne et, de plus, elle est infiniment plus élégante et plus sûre que l'autre tout en offrant un champ d'action plus vaste.

Instrumentation. — Legrand[1] a perfectionné la seringue de Pravaz et l'a rendue plus solide et plus maniable. Voici la description de son modèle : « Il n'est autre qu'une seringue de Pravaz (modèle Collin stérilisable), à barrettes renforcées, munies d'un pas de vis à leur surface extérieure. Un collier pourvu de deux oreillettes et d'un pas de vis identique à celui des barrettes peut se déplacer sur ces dernières. Ce collier mobile peut être, à volonté, séparé de la seringue ou adapté à celle-ci par un mécanisme très simple. En outre, l'ajustage de cette seringue a une longueur de 1 cent. 1/2 et l'aiguille qui s'y adapte une longueur de 3 cent. 1/2. Ces dimensions permettent à l'opérateur d'évoluer facilement dans la profondeur de certaines cavités naturelles telles que la bouche. Les avantages de la seringue que j'ai adoptée consistent surtout dans le déplacement des oreillettes le long du corps de pompe, ce qui donne à l'opérateur une très grande facilité pour pousser ses injections, tout en lui permettant de déployer une force relativement considérable, comme cela

1. Legrand : L'anesthésie locale en chirurgie générale. *Thèse*, Paris, 1900.

est parfois nécessaire dans l'anesthésie des tissus très denses et peu élastiques. »

La seringue en verre, modèle Lüer ou similaire, a le grand avantage d'être stérilisable par tous les procédés et de toujours bien fonctionner. En échange, elle a l'inconvénient d'être fragile, d'un prix trop élevé et moins maniable que la seringue de Pravaz telle que l'a modifiée Legrand.

Avec les solutions à 1/2 p. 100, *la seringue doit cuber 2 centimètres cubes*; le contenu entier d'une seringue correspond ainsi, comme par le passé, à 1 centigramme de stovaïne, ce qui facilite le calcul au cours de l'opération.

Les *aiguilles* doivent être de deux sortes : les unes *droites*, les autres *courbes*. Celles-ci sont une innovation récente; elles se prêtent mieux que les droites à certaines manœuvres telles que l'injection dans les tissus profonds, la stovaïnisation de la marge de l'anus, etc. Elles doivent être bien acérées, d'une pénétration facile, de façon à ne nécessiter aucun effort et à ne provoquer, du côté du malade, aucune sensation désagréable.

Injection proprement dite. — La région opératoire ayant été rasée et savonnée, il est préférable de ne la « passer » à l'éther et à l'alcool qu'après l'injection de stovaïne : on épargnera ainsi au malade une douleur inutile. Il ne faut pas oublier que, dans notre méthode, seule la zone injectée est insensible, et qu'à verser à grandes rasades l'éther et l'alcool on risque d'aller irriter les parties voisines.

Ceci fait, on repère les extrémités et le tracé de la future incision et, au niveau de l'extrémité la plus voisine du côté droit de l'opérateur, de celle qui est le plus à sa main, on pince, entre le pouce et l'index de la main gauche, la peau qu'on relève en un pli longitudinal qui dépasse le niveau des doigts. Ce pli est le plus mince possible et c'est dans son épaisseur qu'on enfonce l'aiguille. La manœuvre est élégante et on évite les échappées ; du premier coup, on pénètre dans l'épaisseur du derme et l'on voit apparaître alors la boursouflure blanche caractéristique. La manœuvre du pli est importante surtout dans les régions où la peau n'est pas soutenue par un plan résistant sous-jacent, par exemple au niveau du scrotum.

La douleur provoquée par la pénétration de l'aiguille, si celle-ci est bien acérée et si elle a été poussée d'une main sûre, est négligeable. On doit, d'ailleurs, en prévenir les malades en ajoutant qu'elle est la seule qu'ils aient à sentir. Aussi est-il inutile d'anesthésier le point de pénétration de l'aiguille par une pulvérisation préalable de chlorure d'éthyle : outre que l'application de cette substance est souvent plus pénible que la piqûre elle-même, elle a l'inconvénient de compliquer la technique et de durcir la peau au point d'amener parfois la torsion de l'aiguille. Cependant, au niveau des muqueuses où l'absorption est rapide, lorsqu'il s'agit d'arracher une dent, par exemple, on peut, avant l'injection, appliquer sur la gencive un tampon d'ouate hydrophile imbibé de la solution de stovaïne et rendre ainsi la première piqûre absolument indolore.

L'aiguille ayant donc été enfoncée *dans le derme* (et non pas dans le tissu cellulaire sous-cutané), on voit apparaître, dès qu'on a poussé le piston de la seringue, une boursouflure blanche, semblable à une plaque d'urticaire (moins la couleur), et au niveau de laquelle l'épiderme présente de petits points de capitonnage. A mesure que l'aiguille chemine devant elle, on doit pousser le piston. Cette simultanéité de la pénétration de l'aiguille et du déversement de la solution analgésiante demande une certaine habitude de la méthode. Les débutants procèdent par à-coups : dans un premier temps, ils enfoncent l'aiguille ; dans un deuxième temps, ils poussent le piston, et ainsi de suite.

Dans les régions très vasculaires, il ne faut pas que l'aiguille s'attarde dans sa course ; sa pointe, à un moment donné, peut se trouver à l'intérieur d'une veine et la stovaïne injectée se déverser tout entière dans le torrent circulatoire. La chose est moins grave que pour la cocaïne, mais elle est pour le moins inutile. Avec l'habitude, on arrive à percevoir une sensation de fuite qui avertit immédiatement le chirurgien ; on n'a alors qu'à pousser l'aiguille, laquelle franchit le vaisseau qu'elle embroche et poursuit sa course.

D'autre part, il n'est pas toujours facile de maintenir la pointe de l'aiguille dans l'épaisseur du derme : tantôt la pointe, trop superficielle, traverse l'épiderme et le liquide se déverse au dehors ; on en est quitte pour retirer un peu l'aiguille et la plonger plus profondément. Tantôt — et la chose est plus fréquente — l'aiguille dépasse le derme et va dans le tissu cellulaire sous-cutané. On s'en aperçoit, d'une part, à ce que toute résistance à la pénétration du liquide a disparu ; d'autre part, et surtout, à l'absence du bourrelet caractéristique. Cette faute est souvent commise et l'on s'étonne après cela que la peau réagisse sous le bistouri. Par contre, dans les régions où le tégument est mince, telles que les paupières, le prépuce, etc., l'injection ne peut pas être intradermique ; elle se fait dans le tissu cellulaire, où elle produit une boule d'œdème flasque qui se diffuse à une certaine distance. Mais, comme la peau est très mince, elle sera rapidement imbibée de la profondeur vers la superficie et, finalement, anesthésiée.

Avec le contenu de la première seringue (2 centimètres cubes), on peut produire une plaque d'anesthésie ayant 2 centimètres de longueur ou davantage. Lorsque la seringue est épuisée, on la retire, on la charge de nouveau et on plante l'aiguille *en amont* du point où se termine la première injection, en plein territoire déjà anesthésié. Cette deuxième piqûre ne doit donc pas être sentie, pas plus que celles qui suivent. En un mot, comme l'enseigne M. Reclus, l'injection doit être *traçante et continue.*

Lorsqu'on a ainsi tracé la ligne de la future incision, on se trouve en présence d'un bourrelet longitudinal ayant 1 à 2 centimètres de large. La largeur dépend de la rapidité avec laquelle on fait cheminer l'aiguille dans l'épaisseur du derme. Avec la seringue de 2 centimètres cubes et une aiguille plus grosse, la solution, pour peu qu'on aille lentement et qu'on presse avec quelque énergie sur le piston, se diffuse à droite et à gauche, formant un relief de 2 à 3 centimètres. Si, au contraire, l'aiguille chemine vite et que l'on pousse modérément le piston, la traînée stovaïnique est sensiblement plus étroite. Avec la cocaïne, le bourrelet était d'un blanc livide qui tranchait nettement sur la peau et dirigeait le bistouri. Celui de la stovaïne est un peu moins visible : tout à fait au début, il est blanc par suite de la compression qu'exerce, sur les vaisseaux, le liquide injecté ; mais, bientôt, cette action mécanique cesse et, comme la stovaïne n'est pas vasoconstrictive, les vaisseaux se dilatent et le tracé anesthésique, de blanc, devient rouge, tranchant par son hypérémie sur la peau voisine. Le reproche adressé de ce fait à la stovaïne est plus théorique que réel.

Stovaïnisation des plans sous-cutanés. — L'injection intradermique n'anesthésie que la peau. Pour que les tissus sous-jacents perdent aussi leur sensibilité, il faut de nouvelles injections se faisant par étages successifs correspondant aux plans anatomiques. Le type de ces injections étagées est représenté par la cure radicale de la hernie inguinale que nous traiterons dans le chapitre suivant, sous un groupe spécial. Mais il est des cas où l'anesthésie des organes profonds demande à être faite avant toute solution de continuité de la peau. Supposons qu'il s'agisse de réséquer un segment de saphène variqueuse : la bande d'anesthésie cutanée représente une ellipse très allongée ; à travers la surface de l'ellipse et en des points différents, on enfonce l'aiguille et l'on déverse dans le tissu cellulaire qui enveloppe la veine le contenu de quelques seringues de stovaïne. On obtient ainsi, non seulement l'anesthésie de la surface cutanée elliptique, mais aussi celle de l'étendue de tissu cellulaire — y compris le segment de saphène — couverte par l'ellipse cutanée, jusqu'à l'aponévrose. On pourra ainsi, à l'intérieur de cette courbe fermée, évoluer à l'aise, disséquer le vaisseau, faire des ligatures et terminer par des sutures profondes, hémostatiques, sans que le malade profère un cri.

Supposons maintenant qu'il s'agisse d'une tumeur, un lipome par exemple. Si le lipome est petit, on peut le circonscrire entièrement par une traînée qui représentera un cercle plus ou moins régulier dont toute l'aire cutanée sera anesthésiée. Et alors, on enfonce l'aiguille en cinq ou six endroits différents, tout autour de la tumeur et sous cette dernière, de façon à atteindre les nerfs qui la pénètrent par sa face profonde, déversant, à chaque fois, le contenu d'une seringue entière. Le lipome se trouve ainsi baignant dans la stovaïne par toutes ses faces, et il sera alors facile de diviser la peau suivant l'un de ses diamètres, de disséquer la tumeur en se servant, au besoin, de ses doigts, et finalement de l'énucléer.

Si la tumeur est volumineuse, au lieu de la circonscrire entièrement, il suffit de tracer une ligne d'anesthésie correspondant à la moitié de sa circonférence, et c'est à travers cette bande demi-circulaire qu'on enfoncera l'aiguille pour déposer la stovaïne d'abord sur la face superficielle, puis sous la face profonde de la tumeur, non seulement dans la moitié correspondant à la bande de pénétration, mais aussi dans l'autre moitié, de façon que, sur toute sa périphérie, la dissection puisse se poursuivre sans encombre. L'incision cutanée étant demi-circonférentielle, on relèvera le lambeau et l'on procédera à l'exérèse. La plupart des tumeurs d'un certain volume, dont la dissection demande à être faite avec soin, comme les hygromas prérotuliens, sont du ressort de la technique que nous venons d'exposer.

Anesthésie. — Il semble que la pénétration de la stovaïne dans l'épaisseur du derme soit un peu plus douloureuse que celle de la cocaïne; mais dans l'un comme dans l'autre cas, cette douleur est de très courte durée et le bourrelet devient bientôt insensible.

Combien de temps faut-il attendre une fois l'injection faite? Cinq minutes, dit-on. On pourrait, à notre avis, commencer l'opération plus tôt. Le derme, cependant très sensible, n'est-il pas analgésié presque au moment même où se produit la boursouflure? La preuve en est que l'aiguille qu'on enfonce une série de fois pour continuer la traînée stovaïnique ne détermine aucune douleur. D'ailleurs, après l'injection, la peau doit être passée à l'alcool et à l'éther, ce qui demande quelques minutes; au bout de ce temps, le chirurgien n'a plus qu'à prendre le bistouri.

Où doit porter le tranchant du bistouri? Exactement dans l'axe de la bande anesthésique. Cette bande possède, suivant les régions, c'est-à-dire suivant la résistance de la peau, une largeur variant entre 1 et 2 centimètres. On aura donc, après l'incision, sur chaque lèvre de la plaie, une bande de peau de 5 à 10 millimètres complètement insensible, sur laquelle on peut appliquer impunément les pointes d'une pince de Kocher, et au niveau de laquelle pénétrera l'aiguille lorsque, l'opération étant terminée, il s'agira de réunir. Il y a là une faute que l'on commet chaque jour : on oublie trop facilement que, seul, le bourrelet stovaïnique est anesthésié et qu'alentour veillent des tissus sensibles, et l'on enfonce l'aiguille loin des lèvres de la plaie, ce qui arrache des cris au malade. L'anesthésie locale comporte une médecine opératoire spéciale, moins élégante peut-être et moins brillante, mais à laquelle il faut se soumettre si l'on ne veut jeter le discrédit sur une méthode dans laquelle, suivant l'expression heureuse de M. Reclus, « le bien-aise de l'opéré est fait du malaise de l'opérateur ».

Ce que nous venons de dire est vrai pour les tracés d'anesthésie droits ou courbes, mais ouverts, c'est-à-dire dont les extrémités ne se rejoignent pas et dans lesquels seul le bourrelet est insensible. Il n'en est pas de même des lignes d'anesthésie fermées qui tracent un cercle, une ellipse, etc. Ici, ce qui est anesthésié, ce n'est plus seulement le bourrelet stovaïnique, c'est aussi toute la peau qui constitue l'aire du cercle ou de l'ellipse. Le bistouri pourra porter, non pas dans l'axe du bourrelet, mais à sa lisière interne, ce qui donne, après ablation de la tumeur et sur chaque lèvre de la plaie, une zone d'un centimètre ou plus d'anesthésie, soit toute la largeur du bourrelet. Ce petit point de technique n'est pas à dédaigner, car il permet de faire des sutures profondes et de réaliser, en même temps que l'affrontement de la peau, une hémostase parfaite de la région opératoire.

Qualité de l'anesthésie. — Ce qui disparaît dans les injections de stovaïne, comme dans la cocaïne, c'est la sensibilité à la douleur; la sensibilité tactile persiste généralement; aussi le mot *analgésie* serait plus propre que le mot *anesthésie.* Cependant, plus fréquemment peut-être qu'avec la cocaïne, la sensation de contact peut disparaître à son tour, de telle sorte que le malade ne se rend aucun compte de l'acte opératoire qu'il subit.

Combien de temps *dure* l'analgésie? Lors des premiers essais avec la stovaïne, l'analgésie durait moins longtemps qu'avec la cocaïne : il n'était pas rare de voir des malades sentir les derniers points de suture, au bout de vint-cinq à trente minutes par exemple. Cela tenait à ce qu'on n'injectait pas assez de stovaïne. Il faut bien se pénétrer de cette vérité, que la solution aqueuse de stovaïne à 1/2 p. 100 est moins puissante, à quantité égale et pour les raisons exposées plus haut, que la solution correspondante de cocaïne. Il faut donc être plus prodigue de stovaïne, d'autant plus qu'elle est beaucoup moins nocive que l'autre. Et mieux vaut injecter quelques seringues de plus qu'adopter des titres de solutions plus élevés.

Notre ami, M. Billon, tenant compte de la plus grande diffusibilité des solutions purement aqueuses de stovaïne dans les tissus, par absence de toute vasoconstriction, a eu l'idée de préparer des *solutions alcoolisées* dans les proportions suivantes :

Alcool à 90 degrés	20 gr.
Eau distillée.	79 cc. 50
Stovaïne	0 gr. 50

L'alcool est destiné à provoquer la rétraction des tissus et, par conséquent, un resserrement des vaisseaux. Nous avons pratiqué avec ces solutions alcooliques un certain nombre d'interventions. Tout d'abord, contrairement à ce qu'on pouvait craindre, l'injection n'est pas plus douloureuse; ensuite et surtout, il nous a semblé qu'à quantité égale, les solutions alcoolisées possédaient un pouvoir analgésiant plus puissant, égalant au moins celui des solutions de cocaïne à 1/2 p. 100. Nos essais ne sont pas assez nombreux pour nous permettre d'être plus affirmatif; mais nous ne croyons pas qu'il y ait là matière à grandes découvertes. En principe, nous repoussons toute idée d'un mélange quelconque avec la stovaïne : celle-ci est un agent si merveilleux, sa toxicité est si faible et ses inconvénients si minimes, qu'un mélange ne pourrait se faire qu'au détriment de ses propres qualités. La stovaïne n'est pas vasoconstrictive, mais la vasoconstriction de la cocaïne a des avantages et des inconvénients : elle a l'avantage de diminuer le saignement pendant l'opération, mais son action est momentanée et elle est bientôt suivie de vasodilatation. Comme le dit très bien M. Chaput, l'action vasodilatatrice (nous dirions aujourd'hui l'action neutre sur les vaisseaux) de la stovaïne oblige à une hémostase rigoureuse et garantit contre les hémorragies ultérieures.

La stovaïne à 1/2 p. 100 est moins puissante que la cocaïne au même titre, mais la différence est minime et elle est amplement compensée par la toxicité moindre qui permet d'en injecter davantage avec moins de risques.

Quant aux *avantages de la stovaïne*, ils sont légion : c'est la *vasodilatation des vaisseaux cérébraux* qui permet d'opérer les malades assis et supprime tout danger de syncope; c'est la *toxicité moindre*, nous dirions volontiers presque nulle; c'est l'*action tonicardiaque, antithermique et antiseptique*; c'est la *stabilité de sa composition* puisqu'on l'obtient par synthèse, ce qui, du coup, diminue de près de moitié son prix de revient et constitue une garantie contre les surprises des provenances; c'est, enfin, que « la stovaïne, substance vierge encore de tout méfait, n'a pas à traîner derrière elle le martyrologe qui alourdit la marche de la cocaïne et l'empêche de prendre son essor. La pauvre cocaïne, livrée à des empiriques ignorants et téméraires, a semé sa route d'une vingtaine de cadavres. La stovaïne, plus heureuse, hérite de la technique de sa devancière et trouve à sa naissance un manuel opératoire d'une rigoureuse précision qui la garantit contre les catastrophes ». (Reclus, Discours à l'Académie de médecine.)

IV

TECHNIQUES SPÉCIALES

Le domaine de l'anesthésie locale est très vaste : vouloir décrire une à une toutes les opérations qu y ressortissent nous entraînerait trop loin. Notre livre ferait double emploi avec celui de notre maître le professeur Reclus, sans en atteindre ni la clarté, ni la précision, ni l'éloquence. Nous nous bornerons à exposer en détails un certain nombre d'opérations-types auxquelles peuvent se ramener les autres. La technique des injections localisées est variable à l'infini : c'est là la pierre d'achoppement à laquelle se heurtent les praticiens inexpérimentés. Il n'en est pas moins vrai qu'il existe un cadre où peuvent se ramener les manœuvres spéciales que nécessite chacune des nombreuses opérations de la chirurgie courante ; et que, lorsqu'un praticien saura pratiquer, sous l'anesthésie locale ou régionale, une cure radicale de hernie, une gastrostomie et l'incision d'un panaris, il ne s'embarrassera pas devant un cas nouveau et saura adapter à ce cas spécial sa connaissance de la technique générale.

Les opérations que nous décrirons sont partagées en *six groupes* : le *premier* comprend la circoncision ; le *deuxième*, la résection du scrotum pour varicocèle, la cure radicale de l'hydrocèle vaginale et la castration ; le *troisième*, la dilatation du sphincter de l'anus et la cure radicale des hémorroïdes ; le *quatrième*, la cure radicale des trois hernies inguinale, crurale et ombilicale ; le *cinquième*, la gastrostomie, l'appendicite et l'anus artificiel ; le *sixième*, enfin, traitera de l'anesthésie régionale et des opérations qui en relèvent.

GROUPE

CIRCONCISION

Il existe trois techniques permettant de faire la circoncision dans l'anesthésie locale : la première consiste dans les injections intrapréputiales ; les deux autres relèvent de l'anesthésie régionale et ne diffèrent entre elles que par le niveau des injections : l'une se fait à la base de la verge ; l'autre au milieu de l'organe, en plein fourreau, derrière le sillon balanopréputial. Nous les décrirons toutes les trois.

I. **Anesthésie intrapréputiale.** — L'anesthésie par ce procédé comporte *trois temps* principaux :

Premier temps : *Anesthésie de la muqueuse bala-*

nique et préputiale. — Cette muqueuse, par le fait même qu'elle est constamment à couvert, présente souvent un certain degré d'inflammation qui peut aller jusqu'à la balanoposthite ulcéreuse avec œdème du prépuce et écoulement abondant. En pareil cas, nous conseillons d'instituer un traitement local consistant en injections sous-préputiales répétées plusieurs fois par jour et d'attendre; l'inflammation, outre qu'elle rendrait les manipulations douloureuses, compromettrait le résultat de l'opération. Mais, même lorsque cliniquement il n'y a pas de balanoposthite franche, les deux muqueuses restent très sensibles au point que le simple décollement du prépuce avec une sonde cannelée éveille de la douleur. Aussi, ce temps spécial de l'anesthésie est-il très important. Pour cela, l'aide soulevant avec ses deux mains le prépuce qu'il tient par le limbe, l'opérateur verse un peu de stovaïne dans la cavité ainsi formée dont le fond est représenté par le sommet du gland. Puis, avec un stylet, délicatement, il éloigne le prépuce du pourtour du gland, permettant ainsi à la stovaïne de s'insinuer entre les deux muqueuses jusqu'au sillon balanopréputial. Au bout de quelques instants, la solution anesthésique se trouve salie par le mélange avec le smegma; nous conseillons de s'en débarrasser en laissant le prépuce revenir sur lui-même et de recommencer une fois encore la même manœuvre.

DEUXIÈME TEMPS : *Anesthésie du prépuce.* — Comme toujours en matière d'anesthésie locale, il faut, autant que possible, que seule la première piqûre soit sentie. Nous avons besoin d'anesthésier : *a*) le limbe préputial sur toute sa circonférence pour que nous puissions le saisir à notre aise avec des pinces ; *b*) le dos du prépuce sur la ligne médiane, pour l'incision dorsale ; *c*) les côtés de la base du prépuce pour les deux incisions latérales. Pour ce faire, on attire le prépuce en arrière, de façon à étrangler quelque peu le sommet du gland, ce qui tend et étale le limbe et, en un point de la circonférence de ce dernier, on plante l'aiguille de la seringue pleine de stovaïne. Dès qu'on a poussé le piston, on voit le limbe se boursoufler et, lorsqu'il a été entièrement injecté, former un bourrelet circulaire encadrant le méat. On le saisit alors de chaque côté au moyen d'une pince de Kocher, et l'on confie les deux pinces à l'aide qui, tirant sur le prépuce, lui fera dépasser le sommet du gland et le tendra en même temps que tout le fourreau de la verge. C'est le moment de pratiquer l'injection dorsale médiane : on enfonce l'aiguille à égale distance des pinces, en plein limbe, donc en territoire analgésié ; on pousse l'injection dans le tissu cellullaire et on la conduit jusqu'au niveau de la couronne du gland. Par suite de l'extrême laxité du tissu cellulaire, l'injection décolle facilement la peau, qui se boursoufle, de la muqueuse et arrive, par imbibition de la profondeur vers la superficie, à anesthésier la peau, très mince en cette région. Quant à la muqueuse, déjà plus ou moins analgésiée par le premier temps, elle achèvera de perdre sa sensibilité. On procède ensuite aux injections latérales qui, partant de l'extrémité postérieure de la traînée dorsale, marcheront de chaque côté, parallèlement à la base du gland, par conséquent en se rapprochant du limbe, et s'arrêteront au frein.

Troisième temps : *Anesthésie du frein.* — La région du frein, étant d'une sensibilité toute particulière, demande une anesthésie soignée. On y arrive, soit en continuant l'une des injections latérales et en pénétrant dans l'épaisseur du frein par sa base, soit en plantant l'aiguille au point le plus déclive du limbe et en atteignant le frein par son sommet. L'injection poussée, le frein se boursoufle et s'élargit.

L'anesthésie étant terminée, on procède à la circoncision proprement dite : on sectionne, au moyen de ciseaux droits, le prépuce dans toute son épaisseur, d'abord sur le dos du gland, puis sur les côtés, en épousant très fidèlement la traînée stovaïnique. Le frein sera sectionné à son tour, en travers, l'aide le tendant. Puis, l'hémostase faite, les lèvres cutanée et muqueuse de la plaie circulaire sont réunies au moyen de fils de catgut très fins. La résection du frein doit être soignée au double point de vue esthétique et fonctionnel.

Ce procédé, qui donne une anesthésie parfaite, a l'inconvénient de produire un œdème considérable des parties sur lesquelles on opère ; les sections et les sutures s'en ressentent et la circoncision n'est plus ni aussi élégante ni aussi parfaite dans son résultat esthétique que lorsqu'elle est pratiquée par les autres procédés d'anesthésie, laissant le prépuce indemne de toute injection.

II. **Anesthésie à la base de la verge.** — C'est l'application à la verge du principe de l'anesthésie régionale qui trouvera plus loin sa description, au chapitre *Panaris*. Voici comment on procède : la verge étant saisie de la main gauche, on plante l'aiguille en un point quelconque de sa base, au ras de son insertion sur le pubis, non pas dans le derme, mais sous la peau, en plein tissu cellulaire. A mesure que la stovaïne s'y déverse, la peau se soulève en une boule d'œdème, boule circulaire ou mieux ovalaire, à grand axe parallèle à la surface du pubis. La deuxième piqûre est faite à la limite de la boule dont la peau est anesthésiée par imbibition : elle ne sera donc pas sentie, pas plus d'ailleurs que toutes celles qui vont suivre. Il faut sept à huit seringues pour faire le tour de la verge, ce qui donne un bourrelet circulaire interceptant la conduction dans les troncs nerveux qui cheminent dans le tissu cellulaire et montent vers le prépuce.

Il est bon de malaxer le bourrelet pour activer la diffusion de la stovaïne. Au bout de cinq minutes, le prépuce est anesthésié et l'on procède à la circoncision. Le procédé opératoire qui a notre préférence est le suivant : au moyen de deux pinces de Kocher on saisit les pôles supérieur et inférieur du limbe et l'on tire à soi le prépuce qui s'éloigne du gland. Alors, après avoir senti le sommet du gland à travers le prépuce, on pince toute l'épaisseur de ce dernier avec une troisième pince de Kocher, dont les mors sont maintenus parallèles à la ligne d'insertion du prépuce, c'est-à-dire en haut et en arrière, inclinés vers le pubis. On serre la pince à fond, puis, avec le bistouri, on le sectionne au ras des mors du côté opposé au gland, de façon à ne pas blesser ce dernier. La section est d'une netteté parfaite avec un bon bistouri. On enlève la pince : la peau se rétracte, découvrant la muqueuse qui, plus étroite, reste en place. On la résèque d'abord par une section dorsale et médiane, puis par deux sections latérales, n'en laissant en fin de compte qu'une collerette de 5 à 6 millimètres, juste de quoi permettre sa réunion à la peau. Le frein est traité comme il convient. Grâce à ce procédé, les lèvres de la plaie sont tellement régulières qu'elles s'appliquent pour ainsi dire toutes seules l'une contre l'autre et que quatre points de catgut suffisent souvent pour les maintenir au contact. La réfection du frein nécessite un ou deux points supplémentaires.

La technique anesthésique que nous venons de décrire présente un assez gros inconvénient : c'est que, si la peau du prépuce est complètement anesthésiée, sa muqueuse et celle du gland le sont moins, quelle que soit la quantité de stovaïne injectée à la base de la verge. Aussi est-il préférable de commencer par anesthésier directement ces muqueuses (comme dans le premier temps de la technique précédente) et même de faire une injection spéciale au niveau du frein.

III. **Anesthésie à la base du gland.** — Dans cette technique, de date récente, la couronne d'injections sous-cutanées se fait, non plus à la base de la verge, mais au milieu de l'organe, derrière la saillie de la base du gland. Le prépuce, resté intact, se prête aussi bien à l'opération et l'anesthésie de la muqueuse balanopréputiale est mieux assurée.

Dans l'une comme dans l'autre technique, le bourrelet de stovaïne persiste généralement pendant quelques jours.

GROUPE II

RÉSECTION DU SCROTUM POUR VARICOCÈLE. CURE RADICALE DE L'HYDROCÈLE VAGINALE. CASTRATION.

I. **Résection du scrotum pour varicocèle.** — Le malade étant couché et la région opératoire convenablement rasée, le scrotum est saisi de bas en haut, de l'anus vers le pubis, entre les mors d'une grande pince courbe à crémaillère, exactement sur la ligne médiane, même, ce qui est la règle, si le varicocèle est prépondérant à gauche. L'esthétique gagne à ce que la résection soit symétrique.

Le scrotum est donc saisi pendant que les testicules sont refoulés vers le pubis : au-dessus d'elle flotte le segment de scrotum à réséquer. Ce segment sera le plus large possible mais sans exagération : on aura soin de ne pas comprendre dans la pince la peau de la base de la verge, ce qui pourrait gêner plus tard l'érection. Le scrotum étant un organe peu sensible, on pourra serrer la pince (dont la concavité regarde le périnée) sans provoquer aucune douleur. Ceci fait, on arme la seringue pleine de stovaïne d'une aiguille courbe qu'on enfonce au-dessus et presque au ras de la pince, dans l'épaisseur de la peau, pour pousser l'injection traçante. On commence par l'extrémité droite pour cheminer vers la gauche, du côté de la verge. Quatre ou cinq seringues suffisent à anesthésier l'un des côtés du scrotum. On passe ensuite de l'autre côté de la pince et l'on agit de même en amorçant sur l'une des extrémités de la traînée primitive, de façon à ce que les piqûres continuent à n'être pas senties. Lorsque la peau a été partout anesthésiée, on pousse deux ou trois seringues dans l'épaisseur de la cloison celluleuse où se trouvent des vaisseaux et les nerfs. On a, de la sorte, analgésié toute la portion de scrotum qui dépasse la pince, autrement dit, combiné l'anesthésie locale à l'anesthésie régionale.

Il s'agit maintenant de pratiquer la résection. Voici la manière de faire de M. Reclus : avant toute résection, on passe, au ras de la pince et toujours du côté libre et au moyen d'une aiguille droite, une série de crins de Florence séparés par des intervalles de 5 à 6 millimètres ; il en faut généralement de 30 à 35. Bien entendu, la pénétration de l'aiguille et des fils est absolument indolore. On saisit alors le bistouri et, à 1 centimètre au-dessus des fils, on sectionne les téguments, d'un côté puis de l'autre, jusqu'à la cloison, que l'on tranche de quelques coups de ciseaux en ayant bien soin d'égaliser la surface cruentée pour que les lèvres cutanées puissent, dans quelques instants, la recouvrir entièrement. Les fils sont noués, de haut en bas, pendant que l'aide, avec la sonde cannelée, refoule vers la pince le tissu cellulaire légèrement œdématié par l'injection de stovaïne. A mesure que les fils sont noués, le tissu cellulaire se ramasse vers le bas et la cloison s'épaissit davantage. Lorsque le dernier fil a été noué, on détache la pince, et si quelques points de la tranche scrotale saignaient encore, on en assurerait l'hémostase avec quelques crins supplémentaires.

Dans ce procédé, les 30 à 35 crins de Florence

sont destinés : 1° à réunir la peau; 2° à assurer l'hémostase de la tranche scrotale. Il est passible de quelques reproches : l'hémostase est faite dans des plans parallèles à la direction des vaisseaux, ce qui ne l'assure pas d'une façon parfaite. De plus, il arrive souvent que le tissu cellulaire intermédiaire aux deux lèvres cutanées, étant trop épais, surtout dans la moitié inférieure du scrotum, fait hernie entre deux crins et retarde la cicatrisation tout en favorisant l'infection de la plaie. Aussi, pour notre part, préférons-nous le procédé de notre maître M. Lucas-Championnière dont voici la courte exposition :

Lorsque l'analgésie du segment scrotal a été faite comme précédemment, nous incisons, à 1 centimètre au-dessus de la pince, le tégument des deux côtés jusqu'à la cloison que nous respectons. L'aide qui maintient le scrotum tire sur la peau qui se rétracte, laissant apparaître le septum émergeant de la pince, dans un plan exactement médian. Nous procédons alors à sa ligature, comme s'il s'agissait d'une large lame épiploïque dans une cure radicale de hernie, au moyen d'une vaste chaîne de catgut, nouée le plus près possible de la pince. Ceci fait, on résèque le septum au-dessus des ligatures, on détache la pince et l'on réunit les deux lèvres de la plaie comme dans une opération quelconque, par-dessus la chaîne qui est ainsi entièrement cachée. L'avantage de ce procédé, c'est que : 1° l'hémostase se fait dans un plan perpendiculaire à la direction des vaisseaux et est ainsi mieux assurée; 2° la peau est réunie seule pardessus la tranche de cloison avec laquelle on la solidarise de façon à éviter l'hématome et qu'elle recouvre entièrement.

II. **Cure radicale de l'hydrocèle vaginale.** — L'anesthésie comporte *trois* temps :

Premier temps : *Anesthésie de la peau.* — Suivant le volume de l'hydrocèle, on fera sur sa face antérieure une traînée analgésique plus ou moins longue atteignant par son extrémité supérieure le pédicule de la tumeur, c'est-à-dire le cordon. L'injection sera intradermique et l'on y ajoutera une ou deux seringues dans le tissu cellulaire.

Deuxième temps : *Anesthésie du cordon.* — A travers l'extrémité supérieure de la bande analgésique cutanée, on enfonce l'aiguille pour déverser entre les éléments du cordon quelques seringues de stovaïne. L'aiguille ne s'attardera nulle part, de peur que la solution ne pénètre dans la lumière d'un vaisseau; on lui fera subir sans cesse des mouvements de pénétration et de retrait à mesure qu'on poussera le piston de la seringue. L'anesthésie du cordon permettra tout à l'heure de mieux manipuler l'hydrocèle mise à nu et de pratiquer sans douleur l'énucléation de la tumeur et le retournement, avec ou sans résection, du feuillet pariétal de la vaginale. Ici aussi, c'est la combinaison de l'anesthésie locale et de l'anesthésie régionale.

Ceci fait, on incise la peau dans l'axe de la traînée de stovaïne et l'on arrive sur la tunique fibreuse qu'il s'agit de détacher de la séreuse distendue. La dissection en sera tantôt très facile, tantôt difficile, lorsque, par exemple, la cavité de l'hydrocèle a été antérieurement irritée par des injections modificatrices. Sous l'anesthésie générale ou rachidienne, le doigt suffit à la besogne; sous l'anesthésie locale, il faut procéder doucement, à petit coups de ciseaux, évitant les arrachements et les tractions violentes. Les injections funiculaires sont destinées à supprimer la douleur au cours de ces manœuvres.

Troisième temps. — Le sac vaginal étant isolé, on le ponctionne sur sa face antérieure, on évacue le liquide et, par l'ouverture agrandie et maintenue béante au moyen de pinces, on verse dans sa cavité la valeur d'un verre à liqueur de stovaïne. Celle-ci ira baigner la surface endothéliale de la vaginale et complétera son anesthésie, ébauchée déjà après le deuxième temps. On attend deux autres minutes, puis on évacue la stovaïne et l'on pratique la cure radicale proprement dite par tel procédé qu'on voudra.

Malgré tous les soins apportés à l'anesthésie, il peut se faire que la manipulation du testicule et les tractions sur le cordon ne passent pas complètement inaperçues, provoquant de légères coliques. Raison de plus pour apporter à ce temps de l'opération le plus de douceur possible.

III. **Castration.** — L'anesthésie comporte ici les deux premiers temps de la cure de l'hydrocèle vaginale. Dans un premier temps, on procède à l'anesthésie de la peau par une traînée verticale dont la partie supérieure, dépassant le testicule, répond au cordon spermatique. Dans un deuxième temps, on réalise l'anesthésie du cordon par quelques injections intrafuniculaires faites avec les mêmes précautions que précédemment. Le cordon devra être injecté au-dessus du point où portera la ligature.

Après incision de la peau, on arrive sur le testicule malade qu'on isole avec son pédicule. Celui-ci peut ne pas être complètement insensible : aussi, maintenant qu'on le tient dans la main, serait-il prudent d'en compléter l'analgésie en y poussant une ou deux nouvelles seringues. On l'étreint alors dans une double ligature au catgut et on le sectionne au-dessous.

Si le scrotum est envahi en un point, comme cela est fréquent dans la tuberculose du testicule, il faut circonscrire le placard adhérent, qui devra être enlevé avec la glande, par une traînée analgésique. La bande d'anesthésie cutanée sera donc, non pas une ligne droite verticale, mais une raquette à queue supérieure dont la boucle fait le tour, à distance, de l'abcès ou de la fistule.

De ces trois opérations que nous venons de décrire découlent toutes celles qui ont pour siège le scrotum et le testicule : résection des veines du cordon pour varicocèle, épididymectomie, cure radicale des kystes de l'épididyme et du cordon, abcès sous-urétral de la racine des bourses, etc.

GROUPE III

OPÉRATIONS QUI SE PRATIQUENT SUR L'ANUS. DILATATION DU SPHINCTER ET CURE RADICALE DES HÉMORROÏDES.

La **dilatation anale** est une des plus belles interventions qui se pratiquent à la stovaïne, et c'est peut-être celle où la technique anesthésique est le plus difficile.

Elle comprend *trois* temps : le PREMIER consiste à anesthésier la muqueuse du trajet anal. Pour cela, le malade étant dans la position de la taille, préférable au décubitus latéral, on introduit, à travers l'anus déplissé par un aide, un tampon minuscule imbibé de la solution de stovaïne et monté sur une pince. La traversée du canal n'est pas toujours chose facile, et, dans certaines fissures très douloureuses, la contracture du sphincter est telle qu'il faudrait pousser le tampon avec quelque violence et faire souffrir le malade. Le mieux est de commander au sujet de pousser comme s'il devait aller à la selle : il déplisse ainsi son anus qui vient coiffer pour ainsi dire le tampon. On pourrait avoir l'idée d'enduire la région de vaseline, ce qui faciliterait beaucoup le glissement, mais la vaseline est un corps isolant qui empêcherait la stovaïne de mordre sur la muqueuse.

Le premier tampon étant introduit jusqu'au niveau de l'ampoule rectale, on en introduit un second un peu plus gros ; la traversée anale est déjà moins pénible. Un troisième, puis un quatrième tampon, de volume croissant, sont introduits à leur tour, tous maintenus par des fils. Chez certains individus particulièrement sensibles, on peut, avant l'introduction des tampons, appliquer et maintenir, pendant une ou deux minutes, sur l'anus, un gros tampon d'ouate imbibé de stovaïne.

Le DEUXIÈME TEMPS comprend l'anesthésie du pourtour de l'anus. Pour cela, la seringue de Pravaz, chargée de stovaïne, est armée d'une aiguille courbe, et l'on pique en un point de la circonférence anale. On peut faire en sorte que cette première piqûre, qui aurait cependant le droit d'être douloureuse, ne soit que peu ou pas sentie. En effet, grâce aux tampons, nous avons déjà anesthésié toute la muqueuse de la région. Si donc nous piquons en pleine muqueuse, sur la ligne médiane et en avant, du côté du raphé périnéal, par exemple, nous avons des chances pour que la pénétration de l'aiguille passe inaperçue. On détermine ainsi, par l'injection, une bulle blanchâtre que l'on voit, et, à partir de ce moment, le malade ne doit plus rien sentir puisque chacune des piqûres suivantes sera faite en territoire préalablement anesthésié. On stovaïnise de la sorte toute la marge de l'anus pour aboutir au point de départ, et l'on se trouve alors en présence d'une bande d'anesthésie circulaire, véritable bourrelet stovaïnique, qu'il est facile de ne pas perdre de vue : c'est la région de pénétration pour l'anesthésie du sphincter qui constitue le TROISIÈME TEMPS, le temps capital de l'opération.

L'aiguille courbe est remplacée par une aiguille droite : l'index gauche, enduit de vaseline, est introduit dans l'anus, après extraction des tampons, et cette introduction, très facile, montre déjà que, la sensibilité de la muqueuse anale étant abolie, le sphincter ne se tient plus sur la défensive. La main droite enfonce alors l'aiguille à travers la région des bulles stovaïniques, jusque dans l'épaisseur du sphincter que l'on sent dur et résistant. L'aiguille est poussée à mesure que l'on pousse aussi le piston de la seringue, jusqu'à ce que l'on ait atteint le bord supérieur du sphincter. On déverse, durant cette traversée, le contenu d'une seringue entière. On répète six ou sept fois la même manœuvre dans les quatre points cardinaux et les quatre points intermédiaires. L'aiguille doit se maintenir dans l'épaisseur même du muscle et le doigt intra-anal protège la muqueuse.

Ceci fait, il n'y a plus qu'à dilater avec les doigts, ou mieux encore avec le spéculum de Trélat, lentement, sans à-coups. L'opération est suffisante si l'on a affaire à une fissure à l'anus. S'il existe des hémorroïdes, il est indiqué de les enlever. Aucune manœuvre nouvelle d'anesthésie n'est requise; on pourrait cependant, s'il s'agit de gros paquets, injecter à leur base une ou deux seringues. Comme procédé opératoire, nous donnons la préférence à celui de M. Reclus, qui consiste à enlever isolément les tumeurs hémorroïdaires et à réunir les deux, trois ou quatre plaies qui en résultent par des points profonds au catgut, lesquels, en même temps qu'ils affrontent la muqueuse, assurent l'hémostase. On laisse ainsi, entre les diverses sutures, des bandes de muqueuse saine, et l'on se met à l'abri du rétrécissement, toujours possible à la suite de la cure radicale par le procédé de Whitehead.

GROUPE IV

CURE RADICALE DES HERNIES INGUINALE, CRURALE ET OMBILICALE

I. **Hernie inguinale.** — Nous décrirons la technique anesthésique en vue de la cure radicale par le procédé de Bassini, adopté par M. Reclus dès le mois de juin 1901, à la suite de la visite que nous fit à l'hôpital Laënnec M. Franco Crosti, chirurgien de l'Hôpital Majeur de Milan. En voici les temps principaux :

Premier temps : *Anesthésie de la peau et du tissu cellulaire.* — La traînée cutanée commence ou finit au niveau de l'anneau inguinal externe, selon qu'il s'agit du côté droit ou du côté gauche, et elle doit atteindre 10 à 12 centimètres. Lorsqu'elle est terminée, on enfonce l'aiguille à son niveau et en deux ou trois points pour déverser dans le tissu cellulaire le contenu de quelques seringues de stovaïne. L'anesthésie du tissu cellulaire est d'autant plus importante que l'on aura affaire à des sujets plus gras.

Deuxième temps : *Anesthésie de l'aponévrose du grand oblique.* — La peau et le tissu cellulaire étant incisés et l'hémostase faite, on arrive sur l'aponévrose du grand oblique, resplendissante et nacrée. Au moyen d'une aiguille courbe, on insinue la stovaïne dans son épaisseur et au-dessous d'elle, puis on la sectionne dans l'axe du trajet inguinal après l'avoir repérée avec deux pinces de Kocher.

Troisième temps. — Le troisième temps consiste à insinuer le doigt le long du lit du canal inguinal, et à soulever en un bloc unique le cordon et le sac au-dessous desquels on glisse une compresse. Il s'agit alors d'isoler le sac des éléments du cordon sans faire souffrir le malade. Pour cela, on a recours à une manœuvre qui était à prévoir, qui est celle de la castration, et qui consiste à injecter une ou deux seringues dans l'épaisseur même du cordon, tout en haut, au niveau de l'orifice inguinal interne. On procède ensuite à la dissection du sac, on en traite le contenu s'il y en a, puis on le lie à sa base et on le résèque.

Dans le QUATRIÈME TEMPS de la cure radicale, il faut reconstituer la paroi postérieure du canal. On fend le fascia transversalis, et l'on met à nu les vaisseaux épigastriques. Cette manœuvre permet d'insinuer l'index sous le péritoine et d'aller ramasser le plus loin possible les muscles qui forment la berge interne du canal : muscles petit oblique et transverse jusqu'au grand droit de l'abdomen. On forme la paroi postérieure avec ces éléments, en dedans, et l'arcade de Fallope, en dehors. On remet ensuite le cordon en place, et l'on suture, par-dessus, l'aponévrose du grand oblique, puis la peau.

Chose curieuse, le quatrième temps de l'opération ne nécessite aucune stovaïnisation spéciale. Le tendon conjoint et l'arcade de Fallope semblent dépourvus de toute sensibilité, et cependant les aponévroses sont généralement très sensibles, à preuve celle du grand oblique, que l'on ne saurait ni pincer ni exciser sans analgésie préalable. Faut-il admettre que la sensibilité est l'apanage des aponévroses superficielles, et qu'elle manque, ou à peu près, dans les aponévroses profondes?

Rappelons qu'ici, comme dans la castration, les

tractions sur le sac et sur le cordon, ainsi que les manipulations de l'épiploon, provoquent souvent, chez les malades, des coliques légères qui disparaissent dès que le sac a été lié et réséqué.

Si la cure radicale de la hernie inguinale par le procédé de Bassini, dans les cas moyens et entre des mains expertes, est possible et même facile sous l'anesthésie locale, il semble qu'on n'en puisse pas dire autant du procédé de notre maître Lucas-Championnière, dans lequel il faut disséquer très loin les deux lèvres de la paroi antérieure du canal comprenant, outre l'aponévrose du grand oblique, toute l'épaisseur des muscles petit oblique et transverse. En dedans, cette dissection doit être poursuivie jusqu'au bord externe du grand droit, de façon à ce que la lèvre externe, sur laquelle s'amarrent les quatre points en U, soit attirée le plus loin possible en dedans, sous la lèvre interne.

D'ailleurs, quel que soit le procédé opératoire, la technique de l'anesthésie dans la cure radicale reste une chose difficile pour le praticien encore peu expert dans le maniement de la seringue. Le chirurgien habitué à dilacérer les tissus avec ses doigts, à déshabiller rapidement et élégamment un sac herniaire, est tenu à une plus grande réserve s'il opère sous l'anesthésie locale : plus que de ses doigts il devra se servir de l'instrument tranchant, bistouri ou ciseau, évitant les mouvements amples ou brusques. L'opération sera un peu plus longue et un peu moins brillante, mais le malade bénéficiera de l'innocuité de la stovaïne.

II. **Hernie crurale.** — La technique anesthésique est facile et comporte *trois* temps :

PREMIER TEMPS. — Traînée cutanée verticale ou légèrement oblique en bas et en dedans et dépassant en haut l'arcade de Fallope que l'incision doit découvrir.

DEUXIÈME TEMPS. — La peau étant incisée, on découvre le sac entouré toujours d'une couche cellulo-adipeuse plus ou moins épaisse, dans l'intérieur de laquelle on injectera le contenu de quelques seringues de stovaïne. Cela permet de disséquer et d'isoler le sac sans douleur. La dissection du sac doit se poursuivre au delà du fascia cribriformis jusqu'à l'anneau crural.

TROISIÈME TEMPS. — Le sac et son contenu (épiploon) ayant été convenablement traités, il s'agit d'oblitérer l'hiatus crural en abaissant l'arcade de Fallope et les deux muscles qui s'y insèrent, vers le muscle pectiné et son aponévrose. Il faut donc injecter de la stovaïne, d'une part et prudemment, en haut, dans l'épaisseur des plans anatomiques ; d'autre part, en bas, dans le pectiné, et réunir ensuite les parties au moyen de trois ou quatre fils non résorbables.

III. **Hernie ombilicale.** — La hernie ombilicale

se présente la plupart du temps chez des sujets gras chez lesquels il y a un intérêt majeur à éviter l'anesthésie générale. L'indication de la stovaïne devient formelle lorsque ces hernies sont étranglées.

Mieux qu'une traînée verticale, nous conseillons une traînée elliptique, pointue à ses extrémités et circonscrivant la tumeur, d'autant que dans certains cas il y a intérêt à réséquer une étendue plus ou moins grande de peau. Le sac étant mis à découvert, on injecte abondamment de la stovaïne dans le tissu cellulaire environnant et jusque dans la gaine des muscles droits qui doivent servir, par leur rapprochement réciproque, à combler l'orifice béant de la hernie. Le sac, par suite de l'inflammation si fréquente dans ce genre de hernie, peut ne pas être tout à fait insensible.

GROUPE V

OPÉRATIONS SUR LE TUBE DIGESTIF. GASTROSTOMIE. APPENDICITE. ANUS ARTIFICIEL.

I. **Gastrostomie.** — C'est une des opérations dans lesquelles l'anesthésie locale est le plus spécialement indiquée. La stovaïnisation comporte plusieurs temps dont le premier est connu : c'est l'anesthésie de la peau et du tissu cellulaire, suivant une ligne verticale para-médiane ou parallèle au rebord des fausses côtes du côté gauche et longue de près de 8 centimètres.

La peau et le tissu cellulaire étant incisés, on arrive sur une première aponévrose. Ici, nouvelle injection et cette fois avec l'aiguille courbe. On sectionne l'aponévrose et l'on met à nu le muscle sous-jacent qu'on incise à son tour après analgésie préalable. On atteint finalement le péritoine, on l'ouvre, on saisit l'estomac avec une pince en cœur, on l'attire hors du ventre et on le fixe à la paroi. L'incision du péritoine pariétal et les diverses manœuvres auxquelles on se livre sur l'estomac ne provoquent, à l'état normal, aucune douleur ; seul le péritoine enflammé est sensible.

Dans la majorité des cas, on a affaire à des individus affaiblis par leur cancer et par l'inanition et auxquels il n'est pas superflu d'épargner le choc chloroformique.

II. **Appendicite.** — *Trois cas* peuvent se présenter dans l'appendicite : dans le *premier cas*, il y a appendicite avec péritonite généralisée. Le malade est en pleine septicémie : il peut à peine supporter une intervention et le chloroforme lui sera funeste. D'autre part, l'opération se réduit chez lui à peu de chose : une ou deux incisions pour drainer la cavité péritonéale non cloisonnée et ablation de l'appendice, généralement facile. En pareil cas, l'indication de la stovaïne nous paraît formelle.

Dans le *deuxième cas*, il s'agit d'une appendicite avec péritonite localisée, exclue du reste du péritoine qui est sain. Ici, l'opération est plus aléatoire dans ses manœuvres ; elle peut être laborieuse et l'anesthésie locale ne s'y prêterait pas. A moins d'indication spéciale tirée de l'état général du malade, il vaut mieux s'en passer.

Enfin, dans un *troisième cas*, on a affaire à une appendicite à froid typique ; la stovaïnisation est alors aussi facile que pour une gastrostomie ou un anus iliaque, plus facile que pour une cure radicale de hernie. Son indication dépendra non plus de l'état général qui est parfait, mais d'une foule d'autres circonstances dont le chirurgien doit s'inspirer au moment voulu. Voici comment, dans un cas de ce genre, il faudrait procéder aux injections de stovaïne :

Dans un PREMIER TEMPS, on trace une traînée analgésique cutanée suivant l'incision de Roux, longue de 12 centimètres et dont le milieu correspond à l'épine iliaque antérosupérieure ; comme toujours, on y ajoutera une ou deux seringues pour le tissu cellulaire.

Dans un DEUXIÈME TEMPS, la peau étant incisée, on met à nu l'aponévrose du grand oblique. La seringue, armée de l'aiguille courbe, déverse dans son épaisseur et au-dessous d'elle une certaine quantité de stovaïne.

Le TROISIÈME TEMPS consiste dans l'incision de

l'aponévrose dont les lèvres, relevées par des pinces, découvrent la couche musculaire sous-jacente. Dans l'épaisseur des muscles, nouvelle et abondante injection de stovaïne, qui ira insensibiliser le fascia transversalis et le péritoine pariétal. A partir de ce moment les organes ne sont plus sensibles, à condition qu'il s'agisse d'une appendicite bien refroidie, c'est-à-dire d'un péritoine revenu à son état normal. On n'a plus qu'à reconnaître le cæcum et l'appendice, à réséquer ce dernier et à en enfouir le moignon.

En résumé, dans l'incision de Roux, il y a trois plans de stovaïnisation : la peau, l'aponévrose du grand oblique et les muscles petit oblique et transverse, y compris le péritoine pariétal. Si l'on veut recourir à l'incision de Jalaguier, la technique anesthésique serait encore plus simple : au niveau du bord externe du grand droit ou, mieux, à un travers de doigt en dedans de ce bord, une traînée stovaïnique verticale longue de 8 à 10 centimètres anesthésiant la peau et le tissu cellulaire. Incision des téguments et mise à nu de la gaine du droit. Injection de stovaïne sous le feuillet antérieur, résistant, de cette gaine qui sera ouverte, découvrant le muscle. Celui-ci sera récliné en dedans, laissant voir le feuillet profond de sa gaine que l'on stovaïnisera à son tour, en même temps que le péritoine pariétal et que l'on incisera pour aller à la découverte de l'appendice.

III. **Anus iliaque.** — Comme pour la gastrostomie et pour les mêmes raisons, l'indication de l'anesthésie locale est pressante dans l'anus iliaque.

La *technique* des injections est en tous points superposable à celle de l'appendicite à froid et comporte : un PREMIER TEMPS cutané (traînée stovaïnique de 7 à 8 centimètres à deux travers de doigt au-dessus du ligament de Poupart et parallèlement à ce ligament) ; un DEUXIÈME TEMPS aponévrotique ; un TROISIÈME TEMPS musculo-péritonéal. Si l'anus se fait à droite, on découvre et on saisit le cæcum insensible qu'on suture à la paroi pour l'ouvrir séance tenante ou plus tard. A gauche, on saisit l'S iliaque, dont on attire une anse au dehors ; on en traverse le méso avec une baguette rigide, en verre, qui s'opposera à sa réduction dans le ventre, et l'on diminue en haut et en bas la plaie cutanéo-musculaire par quelques points de suture. Deux ou trois jours après, on établit l'anus artificiel. En cas d'urgence, on suturerait l'intestin à la paroi et on l'ouvrirait séance tenante. Les manœuvres viscérales ne sont pas douloureuses.

GROUPE VI

ANESTHÉSIE RÉGIONALE

OPÉRATIONS SUR LES DOIGTS ET LES ORTEILS

L'anesthésie régionale, dont l'idée première appartient à Feinberg, a été mise en pratique par Oberst; on l'appelle communément *méthode de Krogius.*

La méthode d'Oberst, décrite par son élève Pernice, est basée sur l'emploi de la ligature élastique, placée au-dessus du point que l'on veut anesthésier. S'agit-il, par exemple, d'un doigt? on applique à sa base une ligature représentée par un tube à drainage, en caoutchouc. Immédiatement en aval de cette ligature, on fait, en quatre points différents, au voisinage des nerfs, une injection d'un quart à une demi-seringue de Pravaz d'une solution à 1 p. 100.

Les quatre injections sont nécessaires pour éliminer les anastomoses nerveuses périphériques. Au bout de cinq minutes le doigt est anesthésié et l'on pratique à son niveau telle opération qu'on veut. L'anesthésie ne dure qu'autant que l'afflux du sang est entravé.

Cette méthode a été défendue avec beaucoup d'ardeur par Braun, de Leipzig, qui, dans l'espace d'une année, l'a utilisée dans plus de mille cas.

Avec Riegner, de Breslau, et Honingmann, il insiste sur la nécessité d'appliquer des ligatures qui tiennent bien, car, pour peu que le lien se relâche, l'anesthésie cesse avant que l'opération soit terminée.

Manz a voulu étendre le domaine de l'anesthésie régionale et, chez un homme qui s'était coupé le tendon du long extenseur du pouce, au niveau du premier métacarpien, il a, après application d'une ligature au-dessus du poignet, cocaïnisé d'abord le médian, puis le cubital avec sa branche dorsale et enfin le radial. L'opération s'est faite sans aucune douleur et le même chirurgien a pu appliquer sa méthode au pied, avec succès. Il laisse s'écouler un intervalle de vingt à trente minutes entre les injections et l'opération.

Nous ne croyons pas, pour notre part, que la pratique de Manz puisse faire des adeptes. Il faudrait une sûreté anatomique que nous n'avons pas : fouiller avec l'aiguille dans l'épaisseur des tissus, au milieu des paquets vasculo-nerveux, sans savoir où l'on est, c'est s'exposer à un échec à peu près certain, sans compter le danger résultant de la blessure possible d'un organe important.

La méthode connue sous le nom de Krogius et décrite par ce dernier en 1894 ne diffère de celle d'Oberst que par la suppression de la bande élastique et par l'emploi de solutions relativement fortes de cocaïne.

La pratique de M. Reclus tient un peu de tout cela. Elle constitue un mode d'anesthésie précieux, très simple, et ne nécessitant aucune instrumentation spéciale. Supposons, pour la commodité de la description, un doigt atteint de *panaris*. Il s'agit de faire à la base de ce doigt une série d'injections qui nous le livrent complètement insensible. Pour cela, on enfonce l'aiguille, adaptée à la seringue, au niveau de la face dorsale de la première phalange, à l'union de cette face et de la face externe, et on pousse l'injection, non pas dans le derme, mais en plein tissu cellulaire sous-cutané, de façon à atteindre les nerfs collatéraux. Or, nous savons que l'imprégnation de la peau, de la profondeur vers la superficie, se fait très lentement. Il en résulte que la deuxième piqûre, qui suit de très près la première, serait fatalement douloureuse, de même que la troisième et la quatrième.

Les auteurs allemands ont paru dédaigner ce point qui a son importance. Il faut alors recourir au « truc » que voici : lorsque l'aiguille est arrivée à la fin de sa course, à la limite de la face dorsale et de la face interne de la phalange, elle est poussée *dans le derme même*, à travers sa face profonde. L'injection de stovaïne, faite ainsi dans l'épaisseur du derme, détermine en ce point précis la petite boursouflure blanche caractéristique qui témoigne de l'analgésie de la peau.

L'aiguille est retirée, la seringue est chargée de

nouveau et l'on pique, cette fois, au niveau du point blanc, pour injecter la stovaïne dans le tissu cellulaire de la face interne de la phalange. On procède ensuite à l'anesthésie des faces palmaire et externe.

On peut simplifier encore la technique que nous venons de décrire et se contenter de deux piqûres. La première est faite au milieu de la face externe de la première phalange, l'aiguille dirigée du côté dorsal du doigt, et l'on injecte le contenu de trois ou quatre seringues tout en poussant l'aiguille de façon à stovaïniser toute la face dorsale et la moitié supérieure de la face externe. Puis on retire l'aiguille de moitié, sans l'extraire complètement, et on la dirige cette fois du côté de la face palmaire où l'on injecte la même quantité de stovaïne. On a donc, au moyen d'une seule piqûre, anesthésié les trois faces dorsale, externe et palmaire de la première phalange ; on termine par l'anesthésie de la face interne.

L'injection étant terminée, le malade commence à sentir son doigt comme engourdi ; objectivement, du reste, on voit que le doigt se tend et devient légèrement violacé, comme si une ligature l'étreignait à sa base. Cette distension mécanique d'un doigt enflammé n'est pas sans être légèrement douloureuse, peut-être plus avec la stovaïne qu'avec la cocaïne, mais la douleur disparaît bientôt pour faire place à une sensation de doigt mort. On attend quelques minutes puis on procède au nettoyage du doigt et à l'opération proprement dite.

La valeur de ce mode d'anesthésie est inestimable : il nous livre un doigt dans lequel nous pouvons tailler comme nous voulons. S'agit-il d'un panaris? On le fend largement, on éverse les deux lèvres de l'incision avec des pinces, on fouille partout le foyer, on explore les tendons, les os, les surfaces articulaires, on retire les séquestres s'il y en a, bref, on se livre à des manœuvres complètes, les seules qui constituent le traitement véritablement chirurgical de cette affection si grave et si souvent négligée. Que se passe-t-il, en effet, d'ordinaire, lorsqu'on est en présence d'un panaris ? On a peur du chloroforme, on trouve que pour un panaris les risques de la narcose ne doivent pas être courus, et l'on se contente soit d'une injection plus ou moins mal faite *in loco dolenti*, soit d'une pulvérisation de chlorure d'éthyle, à moins que l'on ne juge toute anesthésie inutile. Or, le panaris est une des affections les plus effroyablement douloureuses qui existent; sous le tranchant du couteau le malade hurle, le médecin en perd son sang-froid et le tout aboutit à une intervention insuffisante. L'affection continue à évoluer, elle s'aggrave, elle se complique, et l'on voit un jour les malades arriver à l'hôpital porteurs d'abominables phlegmons, suite d'un panaris mal soigné.

L'*ongle incarné* est justiciable de la même technique, au même titre que l'*exostose sous-unguéale*, l'*orteil en marteau*, les *amputations* et *désarticulations partielles* des doigts et des orteils. Bien entendu, nous ne plaçons à la base du membre aucune ligature.

S'il s'agit de porter le bistouri plus haut et de désarticuler en totalité un doigt, la méthode régionale cesse d'être applicable et l'on doit revenir à la pratique des injections localisées : une traînée stovaïnique en forme de raquette à queue supérieure qu'épousera le couteau ; une ou deux seringues dans le tissu cellulaire et tout autour de l'articulation et des extrémités osseuses.

V

AVANTAGES ET INCONVÉNIENTS DE LA MÉTHODE SES INDICATIONS ET SES CONTRE-INDICATIONS

On a reproché à la méthode des injections localisées, ainsi du reste qu'à la rachianesthésie, de nous donner des malades ayant toute leur conscience. Ce n'est plus le cadavre livré au chirugien, c'est un homme qui sent, qui parle, qui voit et critique ce qui se passe autour de lui et sur lequel nous avons peu de prise. L'objection nous paraît plus théorique que pratique. Aucun de ceux qui ont eu recours à l'anesthésie cocaïnique, sous l'une de ses deux formes, ne s'en est jamais plaint; nous dirions même volontiers qu'il nous semble, d'après les nombreux cas que nous avons vus, que le malade est heureux d'assister à sa propre opération pourvu, bien entendu, qu'il ne souffre pas. Avant l'opération, il est parfois inquiet; malgré la promesse formelle du chirurgien, il croit difficilement à l'anesthésie; mais, dès que l'opération a commencé, dès qu'il a eu la certitude de ne pas souffrir, il reprend confiance, cause avec l'entourage, s'intéresse même aux péripéties de l'acte opératoire et, par certaines manœuvres, rend parfois au chirurgien de véritables services. Et lorsque le malade aura à se faire opérer de nouveau, s'il n'a pas souffert à la première opération, il réclamera énergiquement le même mode d'anesthésie. Voilà ce que l'expérience de plusieurs milliers de cas a appris et cela vaut bien une objection théorique.

Mais passons aux arguments de quelque valeur qu'on a voulu opposer aux injections locales. L'anesthésie, nous dit-on, est incomplète ; la sensibilité n'est qu'atténuée ; plus ou moins intimidé, votre malade peut ne pas se plaindre, il n'en souffre pas moins. A cela nous répondrons que le stoïcisme n'est pas qualité commune ; que ce malade, qui n'a pas bronché pendant l'opération, interrogé dans son lit et pendant les jours qui suivent, déclare d'une manière constante qu'il n'a pas souffert. Rien ne l'oblige, du reste, au silence, et lorsqu'un individu reste calme pendant qu'un gros fil de catgut lui étreint le cordon ou qu'un spéculum de Trélat lui dilacère les fibres de son sphincter anal, c'est que vraiment toute sensibilité chez lui a disparu. Enfin, argument péremptoire, le même sujet réclamant l'injection lors d'une deuxième opération, c'est bien la preuve qu'il s'en est bien trouvé la première fois et qu'il ne demande qu'à recommencer.

La cocaïne ou la stovaïne, ajoute-t-on, ne permet que quelques opérations insignifiantes que l'on pourrait, à la rigueur, faire sans le secours d'aucun anesthésique. C'est, à notre avis, nier l'évidence. Les adversaires systématiques de la méthode n'ont qu'à parcourir le livre de M. Reclus pour voir le nombre considérable des interventions qu'il est possible de faire et de bien faire sous l'analgésie locale. Les hémorroïdes, la fissure à l'anus, le varicocèle, l'hydrocèle vaginale, le phimosis, les ongles incarnés, les amputations et désarticulations des doigts et des orteils, la gastrostomie, la cure radicale, l'empyème, n'est-ce pas là la chirurgie de tous les jours, sans compter les lipomes, les kystes sébacés, les paquets variqueux de la jambe, les cancroïdes, les plaques de lupus et mille autres lésions circonscrites et, comme telles, justiciables de l'anesthésie locale? Ce n'est pas un domaine que la chirurgie puisse dédaigner : il comprend près des deux tiers des opérations courantes, et cela compte lorsqu'on compare l'innocuité absolue de la stovaïne à la gravité de l'anesthésie générale.

Un troisième argument était tiré de la prétendue gravité de la méthode : l'intoxication cocaïnique était agitée comme un spectre devant lequel les malades fuyaient effarés. Mais cette gravité, quel en était le coefficient? Les cas de mort par injection locale de cocaïne ont été, un à un, analysés par M. Reclus qui les a réfutés l'un après l'autre, montrant partout la faute commise sans laquelle l'accident mortel ne serait pas arrivé. Aujourd'hui, grâce à la stovaïne, l'argument s'effondre : sa toxicité est tellement faible que nous ne croyons pas, dans les limites raisonnables de l'anesthésie locale, qu'elle donne jamais lieu à des accidents. Les observations se chiffrent déjà par milliers depuis deux ans, et l'on attend encore, non pas le cas mortel, mais le cas simplement grave dans lequel l'état du malade, après l'injection, aurait donné lieu à quelque inquiétude.

Les arguments invoqués contre la méthode se réduisent donc à rien. Voyons maintenant les *avantages* :

Tout d'abord *le danger est moindre* puisqu'il est nul. La cocaïne, bien administrée, ne pouvait pas tuer ; la stovaïne, bien administrée, tue encore moins, étant beaucoup moins toxique. Avec l'anesthésie générale, au contraire, le danger existe, quelle qu'en puisse être la proportion. Même avec les chiffres classiques d'une mort sur 2.500 chloroformisations, chiffres qui sont manifestement au-dessous de la vérité[1], la mort sur la table reste élevée par rapport à celle de la stovaïne, égale à zéro.

Le danger moindre est l'avantage principal,

1. Pour nous, la mortalité chloroformique se chiffre par 1 : 5 ou 600.

mais non pas unique, de l'anesthésie locale. Il y a aussi l'*absence de vomissements* pendant et après l'opération et l'*absence de choc*. Les vomissements troublent le chirurgien pendant l'acte opératoire ; après, ils sont douloureux et peuvent compromettre le succès ; il n'est pas rare, après le chloroforme ou l'éther, de voir les vomissements durer deux jours ou plus, fatigant considérablement le malade et s'opposant à toute alimentation. Avec la stovaïne, l'opéré est aussi bien après qu'avant : il peut s'alimenter aussitôt.

Viennent ensuite l'*économie de temps* : quatre ou cinq minutes suffisent pour mener à bien les stovaïnisations les plus compliquées, et il en faut de quinze à trente avec le chloroforme ; la *suppression des aides* : un seul suffit pour aider directement l'opérateur, et encore, dans certains cas, pourrait-on s'en passer : « Dans nos hôpitaux parisiens, dit M. Reclus, où les internes et les externes sont nombreux, cet avantage ne compte guère ; mais dans la chirurgie de campagne, où les confrères manquent, que de difficultés il supprime, que de mains sales ou « jalouses » il éloigne du champ opératoire ! Une kélotomie peut être pratiquée par le médecin tout seul. » Ajoutons la disparition ou l'atténuation des douleurs post-opératoires et la possibilité, dans certains cas, de s'opérer soi même.

Mais alors, si les inconvénients de la méthode sont si minimes et les avantages si grands, comment se fait-il qu'elle ne soit pas plus répandue et qu'il faille encore se battre pour la faire accepter? En apparence, le nombre des chirurgiens qui la pratiquent serait très grand; mais, lorsqu'on les interroge de près, on apprend qu'entre leurs mains elle est réduite à fort peu de chose. Cela tient à des causes multiples dont la principale est que la méthode demande à être étudiée de près. On ne la possède pas au bout d'une séance; les difficultés sont réelles et M. Reclus l'a avoué à la Société de chirurgie (1901) : « J'ai dit, j'ai écrit pendant quinze ans que rien n'était plus simple que d'obtenir l'anesthésie par des injections dans les tissus; mais le peu d'élèves que j'ai fait m'a enfin ouvert les yeux et, si j'ai réussi sans difficultés où d'autres échouent, c'est que peu à peu, pendant que j'étudiais la question, je me suis progressivement élevé des interventions légères aux interventions les plus compliquées; sans m'en rendre compte, j'ai imaginé une foule de petits « trucs » et je me suis fait une médecine opératoire à l'usage de la cocaïne. »

Une autre raison qui explique le peu de succès de la méthode, c'est qu'il faut que l'instrument épouse la ligne d'injection et qu'il serait difficile, au cours de l'entreprise, de modifier le plan primitif; seul le champ opératoire est anesthésié et tout autour veillent les tissus sensibles. Il suffit d'une échappée pour tomber en région normale et provoquer de la douleur. Le chirurgien se trouve donc quelque peu bridé, et, s'il n'avait dans tout cela qu'à envisager son intérêt, il va sans dire que la discussion tomberait d'elle-même. Mais il y a aussi l'intérêt du malade, au moins égal à l'autre, et qui a droit à quelques égards. Le tout se ramène, en dernière analyse, à savoir si le malade court plus de risques, pour une même intervention, avec la stovaïne qu'avec le chloroforme ou l'éther. La réponse, nous la connaissons, et pour nous la conclusion s'impose, à savoir : *toutes les fois que cela est possible, il faut, dans l'intérêt du malade, recourir aux injections localisées de stovaïne.*

Contre-indications. — L'application de la méthode n'est malheureusement pas toujours possible ; il y a donc des contre-indications :

1° L'anesthésie locale n'est pas possible chez les *enfants*, que la vue des instruments, du chirurgien et de ses aides épouvante. La première piqûre leur ôte toute confiance et on ne pourrait compter sur leur tranquillité au cours de l'opération. Peut-être pourrait-on faire une exception en faveur des enfants d'un certain âge et très raisonnables. A partir de douze à treize ans, la stovaïne devient d'un usage courant. Certains adultes très susceptibles doivent être, au point de vue de leurs réactions nerveuses, assimilés à des enfants et soumis au sommeil chloroformique.

2° La stovaïne doit être rejetée lorsqu'il s'agit de pratiquer des *opérations non réglées*, lorsqu'on ignore les limites du mal et les points où doit porter le bistouri : « Rien ne serait plus facile qu'une incision de fistule anale à la cocaïne, mais nous avons d'ordinaire et sauf dans des cas vraiment simples, recours au chloroforme, car il peut y avoir des diverticules, des clapiers, des décollements, que l'on ne soupçonnait pas ; l'analgésie de ces plans successifs présenterait de grandes difficultés. Que de fois ne nous est-il pas arrivé, pour des adénites cervicales, d'extirper un ou deux ganglions volumineux, les seuls reconnus par le palper, puis d'en trouver au-dessous, dans des cavités plus profondes, d'une dissection délicate, et d'éprouver quelque ennui de n'avoir pu déterminer leur èxistence avant d'intervenir ! Aussi, dans ces cas douteux, et lorsque je ne sais pas à l'avance l'étendue des futurs délabrements, c'est au chloroforme que j'ai recours. » (Reclus.) C'est pour cela que la chirurgie abdominale échappe, sauf de rares exceptions, à l'anesthésie locale.

3° Une troisième contre-indication réside dans la *trop vaste étendue du champ opératoire*, surtout en profondeur, car lorsque l'étendue se fait en surface et qu'il n'y a que la peau à anesthésier, on peut dire qu'il n'y a pas de limite à l'usage de la stovaïne. Dans un cas de castration, où il s'agissait d'un testicule envahi par un lipome, M. Reclus put faire une incision cutanée de 59 centimètres et eut, en plus, à anesthésier le cordon spermatique.

4° La stovaïne est médiocre dans les *tissus ulcérés*; l'alcaloïde injecté, au lieu de pénétrer sous une certaine pression et d'écarter difficilement les mailles de la trame du derme, s'échappe par des fissures et l'anesthésie devient illusoire. Il en est ainsi dans la gingivopériostite, dans les adénites suppurées, dans les fistules anales à trajets multiples, etc.

5° Dans les *régions enflammées*, la technique doit obéir à certaines règles sous peine d'une anesthésie insuffisante. Un principe capital, c'est qu'il ne faut pas planter l'aiguille en plein tissu enflammé : outre que la stovaïne, comme la cocaïne, mordrait moins bien, la piqûre et surtout la distension des tissus par le liquide injecté seraient par trop douloureuses. Il faut faire la première injection loin du foyer morbide, en tissu sain ; il faut multiplier les injections dans le tissu cellulaire, circonscrivant le foyer inflammatoire et l'isolant, pour ainsi dire, des parties voisines. Nous avons pu, à maintes reprises, ouvrir ainsi, sans douleur, de volumineux abcès du sein pour lesquels on n'aurait pas hésité à administrer le chloroforme.

6° Chez les *obèses*, la technique présente également des difficultés particulières. Ici aussi, il faut multiplier les injections car, pour ne pas opérer au fond d'un puits, il est de toute nécessité de pratiquer des incisions longues, parfois énormes. Il faut anesthésier ensuite l'étendue correspondante de tissu cellulaire. Mais la quantité de stovaïne à injecter n'est pas pour nous effrayer : avec la solution à 1/2 p. 100, la dose maniable est telle qu'on en peut couvrir un champ opératoire très vaste. Si l'on songe, d'autre part, à la susceptibilité des obèses vis-à-vis du chloroforme, à cause de la surcharge graisseuse du cœur et de l'état des poumons et des reins, on comprendra que l'on donne la préférence, dans certains cas, à l'anesthésie locale, malgré les difficultés de sa technique en l'espèce.

Indications. — Les indications de la méthode doivent être formulées suivant les cas. Ceux-ci se répartissent en *trois* catégories :

La PREMIÈRE comprend ceux où l'anesthésie générale est particulièrement dangereuse. En tête de ces affections vient la *hernie étranglée*. L'indication de la stovaïne dans la kélotomie nous paraît formelle. Il en est de même pour la *trachéotomie*, et l'un des cas de mort signalés par M. Terrier à la Société de chirurgie (1901) concerne précisément un homme qui, avant la trachéotomie, succomba, asphyxié par les vapeurs du chloroforme. La trachéotomie chez l'adulte est une opération réglée qui, la plupart du temps, ne se fait pas dans les conditions dramatiques de la trachéotomie chez l'enfant atteint du croup; elle est d'une très grande simplicité aussi bien au point de vue de la technique anesthésique qu'à celui du manuel opératoire proprement dit.

L'*empyème* rentre également dans cette première catégorie de faits, et l'on connaît les dangers de la narcose chez les sujets dont la plèvre contient du liquide. Nous en dirons autant de la *gastrostomie* et de l'*anus iliaque*, qui s'adressent, dans la majorité des cas, à des individus plus ou moins cachectiques auxquels il n'est pas inutile d'épargner le choc chloroformique.

Dans la DEUXIÈME catégorie nous plaçons toutes les opérations réglées dont il a été question jusqu'ici. En pareil cas, l'anesthésie générale n'est pas particulièrement dangereuse, mais elle l'est toujours puisque aussi bien un individu jeune, non taré, peut mourir sous le chloroforme. Et, vraiment, en présence de ce spectacle paradoxal d'un aide quelconque, le plus souvent inexpérimenté, qui endosse la plus grande responsabilité en administrant le chloroforme tandis que l'opérateur pratique parfois la plus légère, la plus insignifiante des interventions, on se demande comment l'anesthésie locale n'a pas eu, jusqu'ici, plus d'adeptes.

Dans la TROISIÈME catégorie prennent place les

cas qui sont à la limite et à propos desquels le genre d'anesthésie est discutable : il y a des raisons pour et contre. Un malade se présente, atteint de péritonite généralisée. L'état général est précaire ; c'est à peine s'il permet de supporter une intervention réduite à son expression la plus simple : incision et drainage. Avec la stovaïne, l'exploration du ventre est difficile et l'on ne pourrait pas multiplier les contre-ouvertures ; mais on évite, par contre, le choc chloroformique. Nous n'oserions trancher la question dans un sens ou dans un autre ; à chaque cas correspond une détermination spéciale et, sous ce rapport, liberté entière doit être laissée à l'initiative du chirurgien.

DEUXIÈME PARTIE

RACHISTOVAINISATION

I

HISTORIQUE DE LA RACHIANESTHÉSIE

L'idée géniale qui a présidé à la découverte de la rachianesthésie appartient à l'Américain Léonard Corning.

Dans son premier Mémoire, qui date de 1885[1], le neuropathologiste de New-York partit de ce principe que toute substance médicamenteuse, portée au contact même de la moelle, avait une action beaucoup plus marquée que lorsqu'elle était administrée par la voie sous-cutanée; mais, comme il ne pouvait pénétrer dans l'étui dure-mérien sans faire courir des risques à la moelle (à moins d'enlever trois ou quatre lames et d'opérer à ciel ouvert), il se décida à injecter la cocaïne dans les espaces interépineux, comptant sur les innombrables veinules de la région pour transporter l'alcaloïde jusqu'à la moelle. Il espérait ainsi obtenir une anesthésie sensitive et peut-être même

1. Corning : Spinal anæsthesia and local medication of the cord. *New-York med. Journal*, 1885, t. XLII, p. 483.

une anesthésie motrice de ses cordons, en un mot réaliser une section totale et transversale de la moelle.

Tout d'abord il expérimente sur un chien auquel il injecte, à 10 heures du matin, entre les apophyses épineuses de deux vertèbres dorsales inférieures, de la cocaïne à 2 p. 100 (20 minimes). Cinq minutes après, on notait déjà une incoordination des mouvements du train postérieur; un peu plus tard, il y avait de la faiblesse des extrémités postérieures, mais les extrémités antérieures étaient intactes. Un très fort courant faradique ne provoquait aucun réflexe. Tous ces phénomènes disparaissent quatre heures après l'injection, ne laissant aucune trace.

Rien, avons-nous dit, n'avait été observé au niveau des pattes de devant. Corning en conclut qu'il s'agissait d'une action de la cocaïne localisée au segment médullaire sous-jacent au point de piqûre. Il admet cependant que, si la quantité de liquide injecté avait été plus grande, l'action anesthésique aurait pu atteindre les membres antérieurs. Le ralentissement de la circulation au niveau des parties inférieures de la colonne vertébrale favoriserait, d'après lui, la localisation de l'action de la cocaïne.

Passant alors du chien à l'homme, Corning, chez un malade souffrant depuis longtemps de faiblesse médullaire et d'incontinence du sperme, injecte 60 minimes d'une solution de cocaïne à 3 p. 100, entre la onzième et la douzième vertèbre dorsale. Dix minutes après, le malade accusait une sensation de « jambes mortes » et une diminution de la sensibilité. Au bout de quinze à vingt minutes, l'anesthésie s'était accrue et était surtout marquée : aux membres inférieurs, à la région lombaire, au pénis et au scrotum. L'application sur la plante des pieds d'un très fort courant faradique ne déterminait ni mouvement réflexe, ni douleur. Un peu plus tard, la sensibilité devient obtuse aux membres supérieurs et la pupille est légèrement dilatée.

Le malade quitte le cabinet de Corning une heure après l'injection : l'anesthésie persistait encore avec l'abolition des réflexes rotuliens, mais la marche était normale : le sens musculaire était intact. Dans la journée il y eut quelques fourmillements dans les jambes avec sécheresse de la gorge. céphalée et légère excitation mentale. Aucun trouble cardiaque.

Le lendemain matin, la sensibilité était redevenue normale. Il n'y avait eu la veille ni nausées ni vomissements.

Dès ses premières expériences, Corning se demandait si l'on ne pouvait pas, par la même voie, injecter d'autres médicaments, tels que la strychnine; il se demandait aussi si l'anesthésie rachidienne ne pourrait pas arriver à *se substituer à l'éther* pour la chirurgie des membres inférieurs et des organes génito-urinaires.

En 1888, Corning veut résoudre ce point, à savoir : arriver le plus près possible de la moelle sans la blesser. Ayant observé que la face postérieure des apophyses transverses, surtout au niveau des quatre dernières dorsales et des deux premières lombaires, était, ou bien au niveau même ou bien un peu en arrière de la paroi postérieure du canal rachidien, très rarement en avant, il en conclut qu'en introduisant dans un espace interépineux l'aiguille à une distance égale à celle qui sépare la peau de l'apophyse transverse (face postérieure), la pointe se trouverait dans le canal même, sans que la moelle fût blessée. Il imagine alors, et représente dans son troisième Mémoire, un dispositif spécial permettant de faire correctement l'injection[1].

... Corning a donc bien pénétré dans le canal rachidien, à travers le ligament jaune. Au delà du ligament jaune il y a la dure-mère, qui n'est séparée du ligament que par l'espace épidural. Or, en réalité, cet espace n'existe pas, pas plus au niveau de la queue-de-cheval que dans toute la colonne vertébrale. « C'est un espace virtuel, dit Cathelin[2], qui ne se déplisse qu'autant qu'on y pousse une injection, et de même que, normalement, on ne peut ponctionner une cavité pleurale

1. Corning : Local anæsthesia. Appleton, 1886, *Medical Record*, 1886, t. XXXIII, p. 291.
2. Cathelin : *Soc. de biologie*, 10 mai 1901.

dont les deux feuillets glissent l'un sur l'autre sans entrer dans le poumon, de même il est *impossible* de ponctionner l'espace épidural latéralement. »

Du reste, si Corning avait pratiqué l'injection épidurale, il n'aurait eu ni l'anesthésie ni les phénomènes morbides consécutifs. Nous savons, en effet, que l'anesthésie que l'on obtient par les injections extra-dure-mériennes est une anesthésie purement médicale qui ne permet aucune intervention.

Plus tard, le médecin américain a perfectionné sa technique : au moyen d'une aiguille longue et fine, il pénétrait entre la deuxième et la troisième vertèbre lombaire, à travers les parties molles et le ligament jaune, et injectait, *sur les nerfs de la queue-de-cheval*, une solution de cocaïne mélangée de quelques gouttes de teinture d'aconit. Voici comment il s'exprime dans son livre intitulé *Pain*, qui date de 1891 : « Quant au danger provenant de la blessure d'un nerf de la queue-de-cheval, il est nul, car il n'y a que les grosses lésions de la queue qui déterminent des troubles sensitifs ou moteurs, et une piqûre d'aiguille est insignifiante. L'expérience montre aussi que la traversée de part en part d'un filet nerveux par une pointe fine n'occasionne aucun désordre. » Dans ce même livre, sous un chapitre ayant pour titre : *Irrigation of the cauda equina with medicinal fluids*, il consacre six pages à l'anesthésie sous-arachnoïdienne. Enfin, protestant contre l'attribution du mérite de cette invention à Bier, Corning déclarait, au mois de novembre 1901, que dès 1888 il avait prié un de ses collègues, chirurgien, d'appliquer la nouvelle méthode, mais que celui-ci avait refusé, la pénétration dans les méninges lui paraissant un acte trop hardi.

Après tout ce que nous venons de dire, la priorité en faveur de Corning nous paraît indiscutable. Son seul tort a été de faire la ponction, la seringue étant adaptée à l'aiguille, et chargée de la solution à injecter. Tout reflux du liquide céphalorachidien devenait impossible. Il manque donc la preuve évidente, palpable, de la pénétration dans l'espace sous-arachnoïdien, et c'est le point obscur qui a créé le litige.

Malheureusement tous ces travaux passèrent inaperçus et restèrent ignorés aussi bien des Américains eux-mêmes que des chirurgiens d'Europe.

C'est à Paris, à l'occasion du Congrès international de 1900 et dans le service de M. Tuffier, que les chirurgiens des États-Unis vinrent apprendre la rachicocaïnisation, et ce n'est qu'alors que quelques-uns d'entre eux, reprenant la question, mirent en vedette le nom de leur compatriote, et réclamèrent pour ce dernier une priorité qui leur fut violemment contestée. Ils allèrent même jusqu'à proposer, pour désigner la nouvelle méthode, le mot, peu euphonique, de *Corningization*.

En effet, la rachicocaïnisation telle que nous l'avons connue et à quelques petits détails près, a été créée, pour ainsi dire, de toutes pièces, par Bier, qui, dans son retentissant Mémoire du mois d'avril 1899, fit part de ses essais et de ses succès. Or, Bier ignorait complètement les travaux de Corning, que personne ne connaissait alors, et pas une voix ne s'éleva pour lui contester sa découverte. Il ignorait également les intéressantes recherches de Sicard, dont le Mémoire est postérieur d'un mois au sien.

Expérimentant sur le chien, Sicard[1] avait constaté que l'injection dans 2 centimètres cubes d'eau d'un demi à un centigramme de chlorhydrate de cocaïne par kilogramme d'animal, amenait rapidement et successivement l'*analgésie* superficielle et profonde, d'abord du train postérieur, puis des flancs, du thorax, du train antérieur et enfin de la tête de l'animal. Il avait également observé et décrit les principaux phénomènes qui succédaient à l'inoculation sous-arachnoïdienne.

Bier ignorait également les recherches fort intéressantes d'Odier[2] de Genève. Cet auteur paraît être

1. Sicard : Injection sous-arachnoïdienne de cocaïne chez le chien *Soc. de biologie*, 20 mai 1899. Essais d'injections microbiennes, toxiques et thérapeutiques par voie céphalorachidienne. *Soc. de biologie*, 30 avril 1898.

2. Odier : Recherches expérimentales sur les mouvements de la cellule nerveuse de la moelle épinière. *Revue méd. de la Suisse romande*, février et mars 1898.

le premier qui ait directement observé les effets anesthésiques sur la moelle. Voici ce qu'on lit dans son Mémoire qui date de 1898 : « La moelle étant mise à nu par la vivisection, les animaux (deux lapins, deux cobayes et deux rats) ont été laissés quelques minutes en repos. La moelle a été alors badigeonnée avec une solution de cocaïne à 10 p. 100. Après un temps qui a varié entre deux et quinze minutes, suivant la grandeur des animaux, le passage des poils du pinceau sur la moelle ne donnait plus lieu à aucun réflexe. Nous faisons observer, en passant, que cette anesthésie locale de la moelle épinière par la cocaïne entraîne, dans la région commandée par ce centre, une insensibilité complète. Nous avons pu, après avoir badigeonné la région cervicale de plusieurs animaux, pincer, exciter même par l'électricité, les membres antérieurs, sans déterminer chez eux aucun signe de douleur. » De là à injecter de la cocaïne dans l'espace sous-arachnoïdien de façon à mettre l'alcaloïde en contact direct avec la moelle et à amener l'anesthésie des régions correspondantes, il n'y avait qu'un pas ; mais ce pas ne fut pas franchi. Les recherches d'Odier, en ce qui concerne ce point très particulier, passèrent inaperçues et ne furent rappelées qu'à l'occasion de la discussion sur la rachicocaïnisation, dans les Sociétés savantes de Suisse.

Déjà, en 1891, Quincke avait inventé la ponction lombaire et montré son innocuité. Il espérait être en possession d'une nouvelle méthode thérapeutique qui, par la soustraction d'une quantité plus ou moins grande de liquide cérébrospinal et la décompression qui en résultait, devait modifier favorablement l'évolution de certaines maladies, telles que la méningite tuberculeuse, la paralysie générale, l'épilepsie.

Chipault, dans un Mémoire présenté à l'Académie de médecine en 1897, tout en constatant la faillite de la ponction lombaire en tant qu'opération purement évacuatrice, prévoyait la substitution, au liquide céphalorachidien retiré, soit de sérum artificiel, soit de liquides chargés d'agents thérapeutiques diffusibles. C'est alors que Sicard s'est livré à des recherches dans ce sens et, encouragé par ses expériences sur les animaux, il a pu, chez un malade, au huitième jour d'un tétanos franchement déclaré, injecter dans l'espace sous-arachnoïdien 4 centimètres cubes de sérum antitétanique, sans provoquer aucune réaction morbide. Quelque temps après, chez deux paralytiques généraux, il injectait avec la même innocuité 10 centimètres cubes d'une solution salée à 5 p. 100, et ces résultats étaient bientôt confirmés par Jaboulay et par Jacob, qui expérimentait chez le chien l'injection sous-durale d'iodure de potassium et de bleu de méthylène.

Entre ces recherches thérapeutiques et la rachicocaïnisation, nous ne voyons aucun lien. Les seuls faits à noter sont les expériences d'Odier et celles de Sicard, faites indépendamment des premières et montrant les effets anesthésiques de la cocaïne portée au niveau de la moelle et des racines rachidiennes. Mais les publications de Sicard sont postérieures au Mémoire de Bier ; quant au travail d'Odier, il était inconnu de ce dernier. Il nous faut donc admettre les droits de Bier à la paternité de la nouvelle méthode. Est-ce à dire qu'aucune part dans la genèse de la rachicocaïnisation ne revient à Corning ? Ce serait inexact et injuste, car Corning a injecté la cocaïne dans l'espace sous-arachnoïdien ; il a constaté l'anesthésie chirurgicale qui en résultait et tous les avantages qu'on en pouvait tirer ; il a été même jusqu'à conseiller ce nouveau mode d'anesthésie à un chirurgien qui a eu le tort de ne pas l'écouter. Pour peu qu'à ce moment-là il se fût trouvé à New-York un chirurgien assez hardi pour essayer de la nouvelle technique et pratiquer à sa suite une ou plusieurs interventions, la rachicocaïnisation était toute trouvée et personne n'aurait alors songé à en contester la paternité à Corning. Par malheur pour ce dernier, sa voix ne fut pas écoutée, et lorsque Bier est venu doter le monde chirurgical de ce précieux mode d'analgésie, ses recherches gisaient depuis des années dans un profond oubli. Corning a procédé par tâtonnements ; Bier, lui, savait où il allait. La ponction lombaire existait déjà depuis un certain temps avec sa technique, à laquelle on n'a changé, depuis, que d'infimes détails; son innocuité était établie, et c'est délibérement que le chirurgien de Greifswald a pratiqué la ponction lombaire et a abandonné dans le liquide cérébrospinal une certaine quantité de cocaïne qui a amené une anesthésie à laquelle il s'attendait et sur laquelle il comptait pour intervenir. Il n'est donc que juste de donner à la méthode le nom de Bier, mais nous croyons qu'il est non moins juste d'associer à son nom celui du médecin américain et d'appeler la rachianesthésie *Méthode de Corning-Bier.*

Seldowitch fut le premier, après Bier, à recourir à la nouvelle méthode et pratiqua sous l'anesthésie lombaire quatre opérations qui sont consignées dans la Thèse de Cadol (Paris, 1900).

En France, c'est à M. Tuffier que revient l'honneur et le grand mérite d'avoir le premier recouru à la rachicocaïnisation. Ce fut d'abord dans un but purement médical. Chez un jeune malade de son service, atteint d'un ostéosarcome inopérable de l'os iliaque, il injecta 2 centimètres cubes d'une solution de cocaïne à 1 p. 100, et parvint ainsi à calmer des douleurs atroces contre lesquelles tous les moyens employés jusqu'alors avaient échoué. Et non seulement les douleurs disparurent, mais le malade accusa une anesthésie complète remontant jusqu'à l'ombilic.

Quelques jours après, M. Tuffier put enlever, dans

les mêmes conditions d'anesthésie, un énorme sarcome récidivé de la cuisse qui occasionnait également de vives douleurs.

Ces expériences furent menées sans que M. Tuffier eût connaissance du Mémoire de Bier, et ce n'est qu'alors qu'il apprit que d'autres l'avaient précédé dans cette voie. Voici, du reste, ses propres paroles : « C'est alors, et alors seulement, dit-il, qu'ayant appris par l'un de mes internes les recherches de Sicard, je priai notre collègue de venir m'assister : il m'annonça que Bier m'avait précédé dans cette voie et que deux chirurgiens russes, Seldowitch et Zeidler, l'y avaient déjà suivi. Craignant que le peu de retentissement de ces faits et surtout l'abandon qu'en avaient fait ces auteurs ne fut dû à quelque désastre, je fis demander à Bier les causes de son silence depuis sa première publication. Sa réponse fut qu'il ne croyait pas que la méthode, à cause des troubles subjectifs que cause parfois la cocaïnisation de la moelle, fût encore pratique. » La lettre de Bier est consignée dans la Thèse de Cadol.

La première communication de M. Tuffier fut faite devant la Société de biologie, le 11 novembre 1899. S'appuyant sur une statistique de six interventions, il concluait que les injections de cocaïne sous l'arachnoïde lombaire donnaient une analgésie rendant possibles toutes les interventions sur les membres inférieurs, ainsi que l'hystérectomie vaginale, mais que les résultats étaient négatifs pour les opérations abdominales, car deux tentatives de laparotomie avaient échoué.

Poursuivant ses recherches, Tuffier était parenu, à la fin de novembre 1899, à pratiquer dans des conditions d'analgésie parfaite des interventions sur l'anus, le rectum, le périnée, l'urètre et même la vessie. Six mois après, en mai 1900, le champ de la rachicocaïnisation s'était, entre ses mains, considérablement étendu, et il était arrivé à pratiquer toute la chirurgie abdominale, y compris celle de l'estomac et des reins, et des ablations de la mamelle. Les résultats et les détails de sa technique furent consignés dans un Mémoire publié dans la *Semaine médicale* (16 mai 1900).

Après les nombreuses communications de M. Tuffier et la Thèse de son élève Cadol, le travail le plus important sur la question a été, en France, le Mémoire que nous avons publié en octobre 1900 avec notre maître Legueu [1] et qui renfermait une statistique, respectable pour l'époque, de 58 cas. Dans ses conclusions, le Mémoire était favorable à la nouvelle méthode.

A partir de cette date, les travaux et les publications se multiplièrent; la rachicocaïnisation eut les honneurs de la discussion, d'abord à l'Académie de

1. Legueu et Kendirdjy : De l'anesthésie par l'injection lombaire intrarachidienne de cocaïne et d'eucaïne. *Presse médicale*, 27 octobre 1900.

médecine et à la Société de chirurgie de Paris, puis en Suisse, en Belgique, en Roumanie. On prononça de brillants réquisitoires et de non moins brillantes plaidoiries; la méthode fut énergiquement attaquée et défendue. Bientôt, au milieu de l'enthousiasme général, des notes discordantes se firent entendre : on se chuchota, puis on proclama des accidents graves et des accidents mortels. La méthode pouvait encore triompher : la mort, dans les cas de Tuffier, de Julliard, de Dumont, de Goïlav, de Jonnesco, de Prouff et de Bousquet, n'était survenue que dans les quelques heures ou les quelques jours qui avaient suivi l'injection de cocaïne; la plupart des malades, au moment de l'opération, étaient dans un état précaire, et c'est par crainte du chloroforme ou de l'éther que les chirurgiens avaient eu recours à l'anesthésie rachidienne. Cette dernière avait été mise à l'épreuve dans des conditions défavorables et c'était pour elle autant de circonstances atténuantes. Vinrent alors les deux cas de M. Legueu [1], où la mort était survenue sur la table même de l'opération et qui donnèrent le coup de grâce à la méthode. On avait beau objecter que ces cas étaient discutables; que, dans le premier, le tableau clinique rappelait, de façon évidente, l'ictus apoplectique et non pas l'intoxication aiguë par la

1. On trouvera dans notre Thèse de juillet 1902, la discussion serrée des neuf cas de mort qui y sont rapportés en détail.

cocaïne; que, dans le deuxième, il s'agissait d'un malade âgé, atteint d'une hernie étranglée depuis quarante-huit heures et dont l'état général était déplorable, au point que la religieuse du service avait dit qu'il était « de ces malades que l'on n'opérait pas », l'effet n'en fut pas moins déplorable : la rachicocaïnisation pouvait donc tuer sur la table d'opération tout comme le chloroforme et l'éther auxquels elle prétendait se substituer. Elle fut dès lors condamnée, et lorsque parut notre Thèse, en juillet 1902, elle ne comptait plus que quelques rares partisans.

Sur ces entrefaites, M. Guinard, se basant sur les recherches de ses élèves Ravaut et Aubourg, montra que les accidents de la rachicocaïnisation étaient dus, en grande partie, à l'irritation méningée produite par l'eau servant de véhicule à l'alcaloïde et qu'on pouvait les faire disparaître, soit en substituant à cette eau le liquide céphalo-rachidien du malade, soit en injectant dans l'étui dure-mérien une solution isotonique, c'est-à-dire ayant le même point de congélation que le liquide céphalorachidien. On se trouvait ainsi en présence de deux méthodes permettant d'arriver au même résultat : la méthode des *solutions concentrées* et celle des *solutions isotoniques*.

Ces divers travaux marquent dans l'histoire de la rachianesthésie une phase capitale et constituent un progrés réel dont la stovaïne bénéficie aujourd'hui. Aussi croyons-nous utile d'exposer cette question dans ses grandes lignes, et ne pouvons-nous mieux faire que de laisser la parole à M. Guinard lui-même :

« Pratiquant, dit-il, la rachicocaïnisation suivant la méthode de Tuffier, je ne tardai pas à constater chez mes opérés ces accidents de céphalée intense, d'hyperthermie, etc., que j'observais en moyenne une fois sur trois. Rien n'arrivait à faire disparaître ou même à diminuer ces accidents quand, un peu en désespoir de cause, sur un malade qui présentait une céphalée telle qu'on eut toutes les peines du monde à l'empêcher de se jeter par la fenêtre, nous fîmes, cinq heures après l'intervention, une seconde ponction lombaire. A notre étonnement, le liquide sortit en jet ; il était trouble ; enfin et surtout son issue progressive amenait la disparition graduelle de la céphalée, si bien qu'on ne retira l'aiguille qu'à la cessation complète de la céphalée, Elle ne reparut plus. J'obtins un pareil résultat sur tous les malades qui présentaient des accidents. Et la céphalée et l'hyperthermie cessaient après un écoulement relativement considérable de liquide céphalorachidien (10, 15, 20 centimètres cubes, suivant les besoins). Je crus pouvoir conclure que l'augmentation de la pression produite dans le sac arachnoïdo-pie-mérien par l'introduction de la solution de cocaïne diluée, était pour quelque chose dans la production de ces accidents. J'essayai donc de modifier le moins possible la tension du liquide céphalorachidien, en évacuant, avant d'injecter la solution cocaïnique, une quantité de liquide égale à celle de la solution que j'allais employer. Je laissais, par exemple, couler par l'aiguille 40 gouttes de liquide céphalo-rachidien avant de faire une injection de 40 gouttes de solution de cocaïne. Cette petite modification, logique en somme, nous donna de bons résultats : la céphalée, l'hyperthermie existaient encore, mais beaucoup moins intenses. Toutefois, le liquide, évacué par la ponction curative des accidents, était en hypertension et, de plus, il était louche. »

Le liquide, retiré après rachicocaïnisation, fut systématiquement examiné par Ravaut et Aubourg, et les résultats communiqués à la Société de biologie (séance du 15 juin 1901). Le fait nouveau et capital était la *pluie diapédétique* de polynucléaires et de lymphocytes, venant des vaisseaux de la pie-mère. Qu'il y eût ou non des accidents post-anesthésiques, la formule ne variait pas. Si le malade n'a aucun accident ou s'il ne présente qu'un minimum de céphalée, de vomissements ou d'hyperthermie, son liquide est clair, sous faible tension, et contient des polynucléaires en petit nombre; inversement, lorsque ces phénomènes sont intenses, le liquide est trouble, en hypertension, et contient des polynucléaires en abondance. Il est tellement trouble qu'il laisse déposer un culot de pus sanguinolent, parfois même un coagulum fibrineux comme dans un liquide pleurétique. (M. Guinard fit, à l'époque, passer sous les yeux de la Société de chirurgie un certain nombre de ces tubes.)

L'interprétation de ces faits *constants* était dès lors facile, et M. Guinard put dire à la Société de chirurgie : « Toute injection de solution cocaïnique dans le liquide céphalorachidien provoque un mouvement de défense plus ou moins intense du côté de la pie-mère qui protège les centres nerveux, et ce mouvement se traduit par une pluie de polynucléaires et de lymphocytes — et même par une exsudation fibrineuse — quand la réaction est plus intense. » Il se fait donc, autour de la moelle, un véritable travail de *méningite*, méningite aseptique, il est vrai, et n'ayant dans l'immense majorité des cas et par bonheur aucune manifestation clinique, mais quand même histologiquement vraie et guérissant après une quinzaine de jours.

Restait à déterminer la cause de cette réaction vasomotrice de la pie-mère. La ponction lombaire aseptique ne pouvait être incriminée, et de nombreux examens pratiqués après une ponction évacuatrice simple ne montrèrent à aucun moment de réaction cellulaire. Il fallait, en dernière analyse, attribuer les faits constatés à l'introduction d'une substance étrangère dans le liquide céphalorachidien, et c'est ici que l'on fit intervenir l'isotonie des liquides en contact. Le point cryoscopique de l'eau distillée étant $\Delta = 0$, celui du liquide céphalorachidien est $\Delta = -0{,}58$; quant au point cryoscopique de la solution de cocaïne à 1 p. 100, il est $\Delta = -0{,}15$. L'eau pure devait donc, mise en mélange avec le liquide céphalorachidien, dont elle différait par son point de congélation, faire réagir la pie-mère. La preuve de cette assertion théorique ne devait pas tarder à se faire : en présence de deux malades, souffrant horriblement de cancers inopérables, M. Guinard se crut autorisé à leur faire une ponction lombaire suivie de l'injection de *deux centimètres cubes d'eau pure stérilisée.* C'était, si on peut le dire, une rachicocaïnisation sans cocaïne. L'anesthésie fut nulle, mais, quelques heures après, apparaissaient une céphalée formidable, une hyperthermie croissante qui monta de 39 degrés (quatre heures après l'injection) jusqu'à 41°7 (le lendemain matin). Une ponction évacuatrice pratiquée vingt-quatre heures après l'injection, en faisant disparaître la céphalée et la fièvre, montra un liquide trouble, fibrineux, contenant une quantité considérable de polynucléaires (Ravaut), et les ponctions successives, qui furent faites les jours suivants, montrèrent une fois de plus le processus de la méningite qui guérit. De ces deux tentatives, véritables expériences, M. Guinard conclut que l'eau était un très mauvais véhicule pour la cocaïne, puisqu'à elle seule elle était nocive. L'idée lui vint alors de prendre comme véhicule le liquide céphalorachidien de l'opéré lui-même. Faire une solution extemporanée, au moment de l'opération, avec le sel, était difficile; la pesée eût été fort délicate et, en pareille matière, une erreur pouvait avoir des suites funestes; de plus, l'asepsie de la solution n'aurait pu être garantie. On recourut alors à une solution concentrée au 1/10 l'eau, il est vrai, n'était pas complètement éliminée, mais dans les quelques gouttes de la solution mère que l'on mélangeait au liquide cérébrospinal, elle se trouvait en si minime quantité que l'hypertension qui en résultait était vraiment négligeable. D'ailleurs, le point cryoscopique de la solution au 1/10 se rapprochait de celui du liquide arachnoïdien puisqu'il était $\Delta = -0{,}51$ (Ravaut). Les conditions de l'*isotonie* étaient ainsi satisfaites.

C'était là la méthode des solutions concentrées : on recevait le liquide céphalorachidien du malade dans un petit récipient stérilisé, on y ajoutait 4 à 10 gouttes de la solution concentrée, on aspirait dans une seringue ordinaire les 3 centimètres cubes du mélange et on réinjectait le tout par la même aiguille. A doses égales de cocaïne, l'anesthésie obtenue de cette façon était moins parfaite qu'avec les solutions aqueuses : il fallait 3 centigr. 1/2 à 4 centigrammes de cocaïne au lieu de 2 pour arriver au même résultat. Mais ce n'était là qu'un inconvénient minime, amplement racheté par les résultats acquis, et la statistique de M. Guinard qui atteignait au 1er février 1902 le chiffre de 130 rachicocaïnisations, n'accusait plus qu'un seul cas de céphalée; l'hyperthermie avait complètement disparu; quant aux nausées et aux vomissements, leur proportion n'avait pas varié.

Mais cette technique des solutions concentrées était quelque peu compliquée; le compte-gouttes et le récipient dans lequel se faisait le mélange pouvaient être utilement et aisément supprimés. Aussi MM. Guinard, Ravaut et Aubourg (*Presse médicale*, 5 novembre 1902) eurent l'idée de préparer une solution de cocaïne qui répondait à deux indications : elle était d'un titrage qui permettait le dosage facile de la cocaïne et, surtout, elle avait une tension osmotique aussi voisine que possible de celle du liquide céphalorachidien. Voici quelle en était la formule :

Chlorhydrate de cocaïne. . .	2 gr.
Chlorure de sodium.	0 gr. 15
Eau distillée	50 cc.

Cette solution étant à 4 p. 100, un 1/2 centimètre cube représentait les 2 centigrammes de cocaïne nécessaires pour l'anesthésie. Grâce au chlorure de sodium, elle congelait à — 0,60. Ainsi se trouvait créée la *méthode des solutions isotoniques*. Le mélange de la cocaïne et du liquide céphalorachidien se faisait dans le corps de pompe de la seringue et le tout était réinjecté par la même aiguille. Ce qu'il fallait éviter à tout prix, c'était la réinjection d'un liquide sanglant, même légèrement teinté de sang, sous peine de voir apparaître des accidents plus ou moins intenses. Il en était de même pour l'air, qui pouvait pénétrer dans la seringue par suite d'un mauvais ajustage. L'anesthésie avec les solutions isotoniques était plus rapide et plus profonde : c'est à peine si, sur 70 malades, les auteurs avaient eu quelques légers vomissements un quart d'heure après l'opération, parfois une sensation de mal de mer pendant l'opération. La céphalée et l'hyperthermie avaient à peu près disparu. Les Thèses de Berthet (novembre 1902) et d'Aubourg (juin 1904) et l'intéressante monographie de M. Tuffier, *La Rachicocaïnisation* (Paris, 1904), donnent une idée complète de l'état de la question jusqu'à la découverte de la stovaïne.

Comment se fait-il donc que, ainsi perfectionnée sans être plus compliquée, la rachicocaïnisation n'ait pas eu de succès et qu'elle ait été abandonnée ? Deux raisons nous paraissent expliquer et, jusqu'à un certain point, justifier cet ostracisme. La première est d'ordre moral : la cocaïne, dont la réputation était loin d'être intacte pour l'anesthésie locale, s'était rendue coupable de nombreux méfaits en rachianesthésie. On avait beau dire que les accidents étaient imputables, non pas à l'alcaloïde, mais à son véhicule; que les cas de mort étaient discutables; que l'un, au moins, d'entre eux, celui de Julliard, s'expliquait par une hémorragie cérébrale constatée à l'autopsie; il n'en était pas moins vrai que les accidents étaient survenus à la faveur de l'injection de cocaïne et que la méthode ne pouvait plus inspirer confiance. Du moment qu'elle se permettait de tuer au même titre que le chloroforme et l'éther, elle ne pouvait plus songer à disputer à ces substances, précieuses entre toutes, un terrain solidement acquis, et elle devait disparaître. La deuxième raison est d'ordre scientifique : les défenseurs de la rachicocaïnisation oubliaient que, quels que fussent les perfectionnements apportés à la technique des injections sous-arachnoïdiennes, c'était toujours la cocaïne dont on se servait, c'est-à-dire une substance toxique qui, même à doses minimes, pouvait donner naissance à des accidents. Et de fait, aussi bien dans la méthode des solutions concentrées que dans celle des solutions isotoniques, ce qui disparaissait, c'étaient les phénomènes de méningisme ou de méningite traduisant la réaction de l'enveloppe pie-mérienne; mais il persistait les accidents de la période analgésique, accidents d'intoxication relevant de la cocaïne et de la cocaïne seule, rappelant ceux de certaines anesthésies locales mal conduites, mais décuplés, et que l'adjonction de chlorure de sodium ou d'une substance quelconque ne pouvait prévenir. Cette distinction entre les accidents de la période opératoire et ceux de la période post-opératoire est capitale : elle explique le discrédit de la rachicocaïnisation et elle justifie l'adoption de la stovaïne. Celle-ci bénéficie des perfectionnements apportés par Guinard, Ravaut et Aubourg, et qui ont fait disparaître totalement ou *à peu près* les accidents post-opératoires; d'autre part, elle possède une toxicité très faible jointe à une action neutre sur les vasomoteurs, ce qui nous vaut la disparition des accidents immédiats. Du coup, à nos yeux, le problème de la rachianesthésie se trouve résolu; on en verra la preuve par la suite.

Le premier chirurgien qui a eu l'idée et le mérite de substituer, dans la rachianesthésie, la stovaïne à la cocaïne, c'est M. Chaput. Par deux fois, devant la Société de biologie (mai 1904), et à la Société de chirurgie (octobre 1904), il a apporté ses statisques intégrales contenant, outre l'énumération des faits, une étude clinique détaillée des phénomènes qui accompagnent ou qui suivent l'anesthésie et constituant une éloquente apologie de la méthode. C'est dans son service que nous sommes allé voir un certain nombre d'anesthésies médullaires, et c'est encouragé par les résultats plus que favorables de notre enquête que nous nous sommes décidé à rachistovaïniser à notre tour. Le 16 octobre 1904, dans la *Presse médicale*, nous publiions notre première statistique portant sur 64 interventions faites, sous l'anesthésie lombaire par la stovaïne, dans le service de notre maître M. Humbert, à l'hôpital Cochin-Annexe. Quelques mois après, le 31 mai 1905, nous faisions connaître, dans le même journal, notre deuxième statistique comprenant un nombre presque triple du premier, exactement 140 nouveaux cas. Depuis, nous avons continué et nous apportons aujourd'hui une troisième statistique qui porte le total de nos cas à 325, chiffre respectable qui forme la base de ce modeste travail et dont l'éloquence, nous l'espérons, entraînera les praticiens à user d'une méthode que sa simplicité, son élégance et, par-dessus tout, sa bénignité désignent à leur faveur.

Voulant, avant tout, faire une œuvre personnelle, nous n'avons pas songé à réunir la bibliographie, déjà considérable, de la rachistovaïne. Qu'il nous suffise de dire qu'au dernier Congrès des chirurgiens allemands, tenu à Berlin du 26 au 29 avril 1905, Bier, le père incontesté de l'anesthésie lombaire, est venu affirmer la supériorité de la stovaïne sur la cocaïne. Un grand nombre de chirurgiens de langue allemande, et non des moindres, partagent cette manière de voir et les cas de rachistovaïnisation dans les pays d'outre-Rhin se chiffreraient aujourd'hui par milliers. Nous ne sachions pas, jusqu'ici, qu'une note discordante soit venue troubler le concert des éloges. Il est vrai qu'on n'a pas eu à subir les tâtonnements des débuts de la rachicocaïne : la stovaïne, dès son apparition, s'est trouvée en présence d'une technique perfectionnée, d'indications et de contre-indications assez nettement posées. On ne s'en est pas emparé pour l'appliquer d'une façon inconsidérée à tous les cas et de cela elle est redevable à son aînée, la cocaïne, qu'elle veut, qu'elle peut et qu'elle doit supplanter. Il nous faut donc saluer avec respect la disparition de la cocaïne. Elle nous a rendu trop de services en ces vingt dernières années, pour que nous puissions l'oublier : l'anesthésie locale et l'anesthésie rachidienne ont été établies grâce à elle. Aujourd'hui elle cède le pas à la stovaïne ; demain ce sera peut-être le tour de cette dernière. Nous marchons de progrès en progrès : ne méprisons pas les choses du passé de peur que nous n'encourions le mépris des générations futures !

Ceci dit, voici la division que nous avons adoptée pour cette seconde partie de notre livre : un premier chapitre sera consacré à la technique de l'injection lombaire qui sera exposée dans ses moindres détails ; un deuxième chapitre traitera de l'étude clinique de l'anesthésie et de la paralysie concomitante ; dans un troisième chapitre, nous passerons en revue les divers incidents et accidents dus, en apparence ou en réalité, à l'injection de stovaïne, en nous basant principalement sur notre statistique personnelle ; enfin, dans un dernier chapitre, nous essaierons de faire ressortir les nombreux avantages et les rares inconvénients de la méthode et d'en poser, autant que faire se pourra, les indications et les contre-indications.

II

TECHNIQUE

Solution de stovaïne. — Pour toutes nos opérations, nous nous sommes servi d'ampoules de « stovaïne Billon », contenant *près* d'un demi-centimètre cube d'une solution à 10 p. 100 de stovaïne et de chlorure de sodium, stérilisées et scellées à l'autoclave. La quantité de solution par ampoule n'étant pas exactement fixée, nous conseillons de s'en rapporter, pour le dosage de l'alcaloïde, à la seringue, dont les divisions permettent d'évaluer, à un demi-centigramme près, la quantité de stovaïne que l'on veut injecter.

Instrumentation. — Nous nous servons, pour l'injection intrarachidienne, de la *seringue* en verre opaque dite de *Lüer*, ou de ses similaires. Elles offrent le grand avantage d'être facilement stérilisables à l'étuve sèche ou par simple ébullition, et de toujours bien fonctionner. Elles sont graduées : à 1 centimètre cube correspondent 20 divisions, ce qui fait, pour la solution à 10 p. 100, un demi-centigramme de stovaïne par division. La dose moyenne étant de 4 centigrammes, cela équivaut à 8 divisions de la seringue, soit un peu moins d'un demi-centimètre cube.

L'*aiguille* est en platine iridié, d'où sa grande flexibilité et son flambage facile. Elle doit être suffisamment longue pour traverser les nombreux plans anatomiques qui séparent la peau de l'espace sous-arachnoïdien où elle doit aboutir. L'épaisseur de ce plan varie selon les sujets; on ne peut la connaître à l'avance, et seule l'issue du liquide céphalorachidien doit être prise en considération. La partie piquante est taillée en biseau et ce biseau doit être assez court. M. Tuffier a insisté avec raison sur ce point : si le biseau est trop long, sa lumière pourrait se trouver à cheval sur la dure-mère, son extrémité plongeant dans le liquide et le reste étant en dehors de la cavité sous-arachnoïdienne, si bien que, d'une part, le liquide céphalorachidien pourrait ne pas sortir; d'autre part, une partie de la stovaïne injectée s'en irait dans l'espace péridural et serait perdue pour l'anesthésie. Par contre, si le biseau est trop court, il joue le rôle d'un emporte-pièce et, pendant sa pénétration, il pourrait s'emplir de graisse ou de débris musculaires qui en obtureraient la lumière.

Cette question de l'obturation possible de l'aiguille au cours de la traversée jusqu'au ligament jaune a provoqué de petites discussions sur l'emploi d'un *mandrin*. M. Tuffier préférait l'aiguille ouverte : « L'aiguille obturée, disait-il, dont j'ai l'expérience, néglige un signe capital : l'issue du liquide céphalo-rachidien ; elle risque de pénétrer trop loin dans le sac dural, car il ne faut pas trop se fier à la sensation d'un espace libre, ni surtout la rechercher ; promener l'aiguille dans le canal rachidien serait un grave danger. » M. Reclus, M. Guinard aimaient mieux, au contraire, oblitérer l'aiguille avec un fil d'argent ou un crin de Florence qu'ils retiraient dès qu'ils avaient perçu la résistance du ligament jaune. M. Chaput a tourné la question en adoptant l'aiguille modifiée par son élève Tanon : fermée à son extrémité, elle est percée d'un trou latéral de 3/10 de millimètre siégeant non loin de la pointe.

Pour nous, tout en admettant l'usage du mandrin et de l'aguille à orifice latéral, nous sommes resté fidèle à l'aiguille ordinaire, celle dont se servent communément les médecins pour leurs ponctions lombaires. Il est exceptionnel qu'elle se bouche pendant sa traversée, et si, par hasard, nous sommes obligé de la retirer pour la planter en un point différent, nous avons toujours soin de vérifier sa perméabilité de façon à éviter, de ce côté, toute cause d'insuccès.

Donc : seringue en verre graduée, aiguille à ponction lombaire en platine iridié, longue de 8 centimètres, de 1 millimètre de diamètre extérieur et de 6/10 de millimètre de diamètre intérieur, à biseau à la fois court et très piquant, telle est l'instrumentation, fort simple en vérité, de la rachianesthésie.

Technique opératoire. — Voici la technique qu'avec notre maître M. Legueu nous indiquions en octobre 1900, et à laquelle nous n'aurions aujourd'hui que peu de chose à ajouter :

« Le malade est assis sur la table d'opération, la région lombaire est lavée. On commande alors au malade de se pencher en avant, de façon à faire « gros dos », et on choisit l'espace à ponctionner.

« Pour cela, on mène par les crêtes iliaques une ligne horizontale. Au point où cette ligne fictive croise la colonne vertébrale, se trouve une apophyse épineuse : placé à la gauche du malade, nous repérons avec l'index gauche cette apophyse épineuse, et nous ponctionnons, à droite de cette apophyse, l'espace intervertébral qui lui est immédiatement sus-jacent : c'est le troisième espace lombaire. En effet, l'apophyse que rencontre la ligne bi-iliaque appartient à la quatrième vertèbre ; au-dessous de cette vertèbre se trouve le quatrième espace et au-dessus d'elle le troisième. C'est là le point d'élection.

« Il nous est arrivé cependant de ponctionner sans inconvénient et avec la même facilité le quatrième espace et plus souvent le deuxième lorsque nous éprouvions au début une certaine difficulté à pénétrer entre la troisième et la quatrième vertèbre.

« L'espace interépineux étant repéré avec l'index gauche, l'index droit se porte à un travers de doigt environ de la ligne médiane; là, il sent une légère dépression. Saisissant alors l'aiguille de la main droite nous traversons la peau après anesthésie préalable au chlorure d'éthyle, puis les plans profonds en nous dirigeant un peu en haut et surtout en dedans. Au niveau des masses musculaires, la résistance qu'éprouve l'aiguille est presque nulle, à moins d'avoir affaire à des sujets puissamment musclés, qui se contractent en se penchant en avant.

« Il n'en est pas de même au niveau du ligament jaune; celui-ci oppose généralement une résistance à laquelle on est loin de s'attendre. Cette résistance est quelquefois telle qu'on pourrait presque croire, à première vue, que l'on heurte une des lames qui limitent l'espace ou la face postérieure d'un corps vertébral. Cette résistance est plus marquée sur les espaces inférieurs, surtout chez les individus âgés.

« La pénétration de l'aiguille à travers le ligament jaune s'accompagne d'une sensation spéciale de résistance, comme celle que donnerait la ponction d'un kyste à parois très épaisses; cette sensation devient ainsi un point de repère; lorsqu'on a quelque peu l'habitude de la ponction lombaire, elle permet d'affirmer, quand on vient de la sentir, que l'on est bien arrivé dans le canal rachidien, même s'il n'y a pas écoulement de liquide céphalo-rachidien.

« Pour arriver d'emblée dans l'espace, nous ponctionnons à la hauteur de l'apophyse épineuse sous-jacente et nous dirigeons l'aiguille en haut et en dedans. Ainsi l'aiguille arrive droit au ligament jaune et au canal, sans tâtonnement, sans à-coup. Si l'aiguille est mal dirigée, elle va heurter l'une des lames qui bordent l'espace intervertébral.

« Il faut alors la ramener en arrière, sans la retirer tout à fait, et chercher, en tâtonnant, à passer au-dessous de la lame.

« Si les tâtonnements menacent de s'éterniser, mieux vaut retirer l'aiguille et recommencer la ponction en un point différent. Mais, en procédant avec méthode, on arrive parfaitement à éviter ces tâtonnements et l'on parvient tout de suite dans le canal rachidien.

« En général, dès que le ligament jaune a été traversé, l'aiguille entre facilement, et pendant qu'elle avance de quelques millimètres le liquide céphalorachidien paraît et suinte en gouttelettes claires au bout de l'aiguille. C'est la preuve qu'on est arrivé, preuve nécessaire et sans laquelle nous n'avons jamais procédé à l'injection.

« Il peut arriver, et il arrive quelquefois, que le liquide ne filtre pas quoique l'aiguille soit bien en place : c'est que l'aiguille s'est bouchée dans la traversée musculaire. Toutes les fois que, sûr d'être dans le canal, nous ne voyons pas le liquide paraître, nous injectons avec la seringue quelques gouttes d'eau distillée et stérilisée vers l'aiguille : celle-ci se débouche ; à la facilité de l'injection, on reconnaît qu'on est bien dans une cavité, et d'ailleurs, dès qu'on retire la seringue, le liquide, comme amorcé, s'écoule à l'extérieur.

« Après avoir laissé s'écouler huit à dix gouttes de liquide céphalorachidien, on procède à l'injection.

« L'injection de cocaïne est faite lentement, puis, la seringue restant adaptée à l'aiguille, on retire celle-ci rapidement, et l'on obture l'orifice cutané avec du collodion. Le malade est alors couché et on commence immédiatement le lavage du champ opératoire. » (Legueu et Kendirdjy.)

Il n'est pas inutile de revenir sur quelques détails du mode opératoire que nous venons d'exposer :

Avant de procéder à la ponction, il faut *charger sa seringue*. On y adapte l'aiguille, qu'on introduit dans l'ampoule de stovaïne débouchée par un aide, on aspire la dose nécessaire ; puis on retire l'aiguille et, maintenant la seringue verticale, on en refoule le piston de façon à chasser l'air qui peut s'y trouver. On pose alors la seringue horizontalement sur une compresse stérile et l'on procède à la ponction.

Le malade doit être assis en travers de la table,

les pieds appuyant sur un tabouret de manière à ce que ses muscles dorsaux soient bien au repos. On peut, dans certains cas, avoir à faire la ponction dans le décubitus latéral, et on y arrive presque aussi facilement que dans la position assise. Quant à la station verticale, nous la proscrivons formellement.

Nous ponctionnons systématiquement dans le *deuxième espace*, entre la deuxième et la troisième vertèbre lombaire. On pénètre souvent plus facilement sans plus risquer de blesser la moelle, qui ne descend pas jusqu'à ce niveau, et l'on anesthésie un territoire plus étendu. M. Tuffier préfère le quatrième espace à cause de son repérage plus facile, de sa béance plus grande dans la majorité des cas, et parce que, en ce point, « l'espace arachnoïdien est à son maximum de développement et l'interstice qui sépare les deux moitiés de la queue-de-cheval est suffisamment large pour que l'on n'ait pas à craindre de toucher, à droite ou à gauche, les nerfs qui la constituent[1] ». D'autres auteurs préfèrent l'espace sacrolombaire. (Le Filliâtre.)

Nous sommes resté fidèle à la *ponction latérale*. Beaucoup de chirurgiens et la généralité des médecins préfèrent la ponction médiane. L'espace interlamellaire étant en « gueule de four » (Gui-

1. Juvara : Topographie de la région lombaire au point de vue de la ponction du canal rachidien. *Semaine médicale*, 26 février 1902.

nard), c'est au milieu que l'on trouve le maximum de place pour traverser les ligaments jaunes. D'autre part, sur les côtés, on trouve plus de ligaments et de muscles et les chances d'obstruction de l'aiguille sont augmentées. Ponction médiane ou latérale, c'est là, en tout cas, un petit détail sur lequel il ne sied pas de discuter.

L'*anesthésie de la peau* au niveau de la ponction n'est pas à dédaigner. Certains sujets pusillanimes réagissent violemment à la piqûre : ils se contractent, changent leur attitude qui devient vicieuse et rendent, par cela même, la ponction malaisée. L'argument acquiert encore plus de valeur si l'on songe à la possibilité d'une deuxième ou d'une troisième piqûre.

La sensation spéciale fournie par la traversée du *ligament jaune* a une importance capitale. Nous avons été le premier à la signaler et, depuis, le fait a frappé tous ceux qui ont pratiqué la rachianesthésie. Parfois, ce n'est pas seulement une sensation de résistance perçue par la main de l'opérateur et se traduisant à la vue par un enfoncement brusque de l'aiguille, c'est aussi un bruit sec, un *cri* que l'on entend et qui correspond à la déchirure du ligament. Presque aussitôt, le sac dure-mérien, qui est en contact avec la face profonde du ligament jaune, est traversé à son tour et le liquide apparaît à l'extrémité libre de l'aiguille. Lorsqu'on se sert d'un mandrin, celui-ci ne doit être retiré qu'après qu'on a perçu la résistance du ligament interlamellaire.

Si le liquide n'apparaît pas, il n'y a aucun danger à pousser très légèrement l'aiguille. La ponction reste-t-elle blanche? la manœuvre qui consiste à injecter par l'aiguille de l'eau stérilisée ou de la stovaïne pour amorcer l'écoulement ne nous semble pas devoir être recommandée. Mieux vaut alors introduire le mandrin qui débouche l'aiguille si elle est obstruée; ou bien, adaptant à l'aiguille une autre seringue, pratiquer l'aspiration. Parfois, il suffit de faire tousser le malade pour voir apparaître une goutte de liquide. Le même résultat est obtenu, dans certains cas, par une simple rotation sur place de l'aiguille, d'où un changement dans l'orientation du biseau : celui-ci, qui regardait en bas, regarde maintenant en haut et la colonne liquide y fait irruption plus facilement.

Le *mode d'écoulement* du liquide céphalorachidien est éminemment variable : chez certains sujets, il se fait avec une lenteur désespérante; beaucoup plus souvent, le liquide coule à grosses gouttes se suivant rapidement; enfin, presque aussi fréquemment, c'est un véritable jet.

On a beaucoup discuté sur la quantité de liquide qu'il fallait laisser couler au dehors avant d'injecter la substance anesthésiante : les uns ont pensé que cette quantité devait être approximativement égale à celle de la solution à injecter, de façon à amener le moins de perturbation possible dans l'équilibre de la méninge molle. D'autres, au contraire, ont prétendu qu'il était dangereux de retirer plus de quelques gouttes de liquide de peur de provoquer une diminution brusque de tension au niveau des centres. Enfin, une troisième opinion a été émise qui, basée sur ce fait que l'introduction de cocaïne dans l'espace sous-arachnoïdien provoque une irritation des méninges et une hypersécrétion réactionnelle aboutissant à un excès de tension, d'où céphalalgie, etc., consiste à retirer une quantité de liquide de beaucoup supérieure à la quantité de solution à injecter. M. Le Filliâtre[1] s'est fait le défenseur de cette opinion. Après avoir suivi le conseil de Guinard de retirer 2 centimètres cubes et demi de liquide céphalorachidien avant de pousser la solution aqueuse de cocaïne, il remarqua la persistance de quelques accidents chez des malades chez lesquels, au moment de la ponction, le liquide s'était écoulé avec une forte tension. Il résolut donc de retirer plus de liquide, mais la quantité de ce liquide était difficile à déterminer puisque la tension sous-arachnoïdienne variait avec chaque malade. Retirer la même quantité de liquide à tous les malades était contraire aux données de la physiologie. Aussi M. Le Filliâtre eut-il

1. Le Filliatre : *Rachicocaïnisation*. Maloine, éditeur, Paris, 1903; et Bribon : *Thèse*, Paris, 1903.

l'idée de « ramener momentanément au même point la tension du liquide céphalorachidien chez tous ses malades, avant de retirer une quantité de liquide déterminée », quantité qui, de 6 centimètres cubes, a été progressivement portée jusqu'à 10 centimètres cubes. Pour obtenir, à quelque chose près, cette même tension chez tous les malades, on attend que le liquide céphalorachidien s'écoule goutte à goutte. A partir de ce moment, on retire 10 centimètres cubes de liquide puis on injecte la cocaïne. Ce procédé, au dire de l'auteur, comporte une immunité absolue et donne une analgésie toujours parfaite, durant une heure et demie en moyenne.

Pour nous, notre opinion est faite. Nous connaissons la cause des accidents de la rachicocaïnisation : elle ne réside pas dans la quantité de liquide céphalorachidien que l'on peut soustraire. Aussi ce point de technique nous semble négligeable. Ce qui importe, c'est l'écoulement lui-même qui indique qu'on est bien à l'intérieur du sac dure-mérien : il suffit donc de l'arrêter dès les premières gouttes.

La ponction étant faite et l'écoulement de liquide céphalorachidien obtenu, il s'agit d'injecter la stovaïne. Pour cela, on adapte à l'aiguille la seringue préalablement chargée de la quantité voulue de solution analgésiante, et, presque toujours, le liquide fait irruption dans le corps de pompe de la seringue et refoule, par sa seule pression, le piston dont le glissement, dans les seringues en verre, est si facile. Si la pression intrarachidienne n'est pas suffisante, on ferait l'aspiration du liquide. Naturellement, aiguille et seringue doivent s'ajuster de façon à éviter la pénétration de l'air. On laisse le piston arriver au bout de sa course, ce qui donne un mélange d'un centimètre cube de liquide céphalorachidien et de stovaïne, mélange qui, presque immédiatement, change de couleur et, de limpide qu'il était, devient *opalescent* et comme savonneux[1]. On le repousse alors lentement dans l'aiguille, et de là dans l'espace sous-arachnoïdien. Lorsque l'injection est faite avec une certaine rapidité, elle peut être perçue par le malade, qui accuse à ce moment des fourmillements dans son train postérieur. La plus ou moins grande rapidité de l'injection ne possède à nos yeux aucune importance : il ne semble pas qu'elle influe sur la rapidité ou sur l'étendue de l'anesthésie. Corning, dans sa pratique, laissait le trocart quelque temps en place : il empêchait ainsi la solution de cocaïne de

1. Cette opalescence est due à la précipitation de la stovaïne, base, par l'alcalinité du liquide céphalorachidien. M. Tuffier (*Wiener klinische-therap. Wochenschrift*, nº 15, 1905) trouve un avantage à cette précipitation : elle expliquerait, pour lui, le peu de diffusion de la stovaïne qui, au lieu de monter jusqu'au bulbe, se fixerait sur les racines de la moelle aux environs de l'endroit où s'est faite l'injection.

refluer par l'orifice de la dure-mère et lui permettait de mieux se mélanger au liquide cérébro-spinal. Avec l'aiguille à ponction lombaire, cette précaution devient inutile.

Incidents de la ponction. — Nous avons dit plus haut que la sensation de la traversée du ligament jaune étant perçue, l'écoulement du liquide céphalo-rachidien pouvait manquer, et nous avons indiqué les moyens propres à obvier à ces ponctions blanches.

Parfois, la ponction faite, du *sang* pur s'écoule goutte à goutte. L'incident ne comporte aucune gravité, mais le sang a le gros inconvénient de masquer le liquide céphalorachidien. Or, nous posons comme un principe formel que la stovaïne ne doit *jamais* être injectée avant que l'on ait obtenu un écoulement de liquide absolument limpide. On évite ainsi non seulement une cause d'échec pour l'anesthésie, mais aussi les accidents que la présence de quantité, même minime, de sang dans la solution de stovaïne pourrait provoquer du côté de la pie-mère. Si donc l'écoulement de sang ou de liquide louche menaçait de s'éterniser, le plus sage serait de retirer l'aiguille, de s'assurer de sa perméabilité et de la planter de nouveau dans un espace sus ou sous-jacent.

Un autre incident à signaler, au moment de la ponction et avant toute injection, ce sont les *four-*

millements, perçus par le malade, dans l'un des membres inférieurs; parfois, c'est presque une douleur fulgurante. Ce phénomène, très fugace d'ailleurs, est dû à la piqûre ou à l'irritation d'un nerf de la queue-de-cheval. Corning l'avait très bien observé et il le donnait comme la preuve d'une injection réussie, considérant la piqûre et même l'embrochement d'un filet de la queue-de-cheval par une pointe fine comme chose insignifiante[1]. Si l'incident n'est pas très fréquent, cela tient à ce que les filets nerveux en question baignent et flottent pour ainsi dire dans le liquide céphalorachidien dans lequel ils se déplacent avec la plus grande facilité. Ils fuient devant l'aiguille qui peut se frayer aisément un passage en les écartant, et s'avancer ainsi jusque sur la face postérieure du corps de la vertèbre sans que les nerfs en soient lésés. Nous avons observé ces faits sur des colonnes lombaires de cadavres, dans le pavillon de notre ami le Dr Ombrédanne, alors prosecteur à la Faculté. Du reste, en temps ordinaire, le liquide s'échappe presque immédiatement après la perforation du ligament jaune, et c'est à peine si la pointe du biseau vient au contact des filets les plus reculés du faisceau caudal.

1. Ceci dit pour ceux qui nient encore que le médecin américain soit allé déposer la cocaïne au contact même de la queue-de-cheval, en dedans de l'étui de la dure-mère.

Dans les cas de *scoliose* marquée, il faut donner la préférence au côté correspondant à la convexité de l'axe vertébral. La déformation de la colonne peut être accusée au point de rendre la méthode impraticable, mais la chose est difficile à prévoir *a priori*, et nous nous rappelons des scoliotiques chez lesquels, à notre grand étonnement, la ponction a pu se faire sans encombre.

Sicard a constaté, au cours d'une autopsie, une anomalie caractérisée par la situation très élevée du cul-de-sac de la dure-mère qui ne descendait pas jusqu'au niveau indiqué par les auteurs. L'espace sous-arachnoïdien s'en trouve forcément rehaussé et impossible à atteindre. Nous ne faisons que signaler ce fait qui doit être d'une extrême rareté et qui viendrait, à la rigueur, à l'appui de la ponction dans le deuxième espace.

Doses. — Notre *dose moyenne* est de *quatre* centigrammes, soit un peu moins d'un demi-centimètre cube de la solution à 10 p. 100, ou, plus exactement, huit divisions de la seringue en verre graduée. Pour des interventions de courte durée et portant sur la région génitale externe ou sur le périnée, telles que la circoncision, il nous arrive fréquemment de nous en tenir à 3 centigrammes. Par contre, lorsqu'il s'agit d'une opération longue et comportant des manœuvres d'une certaine étendue, comme la cure radicale d'une hernie volumineuse avec résection d'une portion d'épiploon ou le curage des deux triangles de Scarpa, nous montons volontiers à 5 centigrammes. Deux ou trois fois nous avons injecté 6 centigrammes, sans que cela fût d'ailleurs indispensable, et nous n'avons observé, à la suite, aucun phénomène morbide. Néanmoins, fidèle à ce principe qu'en matière de rachianesthésie il vaut mieux pécher par excès de prudence, nous considérons 4 centigrammes comme la dose moyenne et 5 ou 6 centigrammes comme une dose maximum qu'il est préférable de ne pas dépasser, d'autant qu'à l'augmentation de la dose ne correspond pas nécessairement une extension du champ de l'anesthésie.

Mélange de stovaïne et d'autres substances. — Un mot, pour finir ce chapitre de technique, sur le mélange de stovaïne et d'autres substances. Les chirurgiens allemands, et à leur tête Bier, ont adopté le mélange de stovaïne-adrénaline[1] dont voici la formule exacte :

Stovaïne	0 gr. 04
Borate d'épirénane.	0 gr. 00013
Chlorure de sodium	0 gr. 0011
Eau Q. S. pour 1 centimètre cube.	

(Ampoules de 2 centimètres cubes).

1. L'adrénaline devrait servir à désigner seulement le produit Parke et Davis. Beaucoup d'autres maisons

Dans cette formule, les proportions ont été calculées de façon à donner un mélange isotonique du liquide céphalorachidien. L'adrénaline est là pour ajouter à l'action de la stovaïne ses propriétés vasomotrices. Or, précisément, ce qui nous fait préférer la stovaïne à la cocaïne, c'est en partie son action neutre, sinon dilatatrice, sur les vaisseaux. D'autre part, la composition de l'adrénaline n'est pas fixe et son emploi n'est pas exempt de danger. Nous ne croyons pas que son adjonction donne une anesthésie meilleure puisque l'anesthésie, avec la stovaïne pure, est parfaite et que les phénomènes morbides sont nuls ou insignifiants. De plus, la préparation de ces mélanges offre quelques difficultés et vient compliquer une technique que nous voudrions la plus simple possible. Nous repoussons donc le mélange de stovaïne-adrénaline comme étant pour le moins inutile, et en cela, nous sommes d'accord avec M. Tilmann (de Cologne) (*Berliner klinische Woch.*, n° 34, 21 août 1905[1]).

fabriquent le principe actif des capsules surrénales; on connaît : l'adrénamine, la paranéphrine, l'épinéphrine et l'épirénane. Ces produits sont plus ou moins purs suivant les soins apportés à leur fabrication.

L'épirénane des ampoules Bier, fabriquée par Biek, en Allemagne, est très pure, cristalline, blanche, de composition définie. C'est la meilleure préparation du principe actif des capsules surrénales et c'est celle que Billon met dans les « ampoules Bier » dont se sert l'éminent chirurgien de Greifswald.

1. Sikemeier (*Semaine médicale*, 1905) ayant étudié les

Que dire maintenant du mélange de stovaïne et de cocaïne? Depuis quelques mois, notre maître M. Chaput se sert d'une solution contenant trois quarts de stovaïne pour un quart de cocaïne (*stovacocaïne*). N'ayant pas eu recours à ce mélange, nous ne nous permettrons pas d'en critiquer l'emploi. Nous pouvons, cependant, lui opposer quelques objections de principe : tout d'abord la cocaïne a mauvaise réputation. Elle traîne derrière elle, suivant l'expression de M. Reclus, tout un martyrologe qui alourdit sa marche et rend son avenir bien précaire. En matière de rachianesthésie, notamment, elle a failli tuer dans l'œuf une méthode que beaucoup de chirurgiens avaient saluée, à son aurore, avec enthousiasme. Grâce à la stovaïne, dont le passé est vierge, la méthode renaît de ses cendres et semble prendre son essor vers de belles destinées. Déjà les statistiques s'accumulent qui lui prédisent un avenir plus heureux que pour son aînée, et c'est ce moment qu'on choisit pour lui accoler un nom dont le seul souvenir entraînerait la condamnation de l'anesthésie lombaire. Et puis, la cocaïne est une substance réellement très toxi-

effets du mélange d'adrénaline-cocaïne au point de vue expérimental et clinique, vient de conclure que « l'adrénaline, bien que resserrant incontestablement les vaisseaux et retardant sans doute l'absorption de la cocaïne, ne semble pas diminuer les effets toxiques de cette dernière substance *ni en augmenter le pouvoir anesthésique* ».

que : toxique dans le derme où son injection peut donner lieu à des accidents redoutables, pour peu que certains principe ne soient pas religieusement observés, elle l'est encore davantage dans l'espace sous-arachnoïdien où sa présence a pu provoquer des catastrophes. Il y a donc un intérêt majeur à l'oublier et, puisque la stovaïne nous donne une anesthésie parfaite jointe à une paraplégie précieuse au cours d'une intervention sur les membres inférieurs, et un minimum d'accidents négligeable, nous ne voyons, *a priori*, aucune raison de lui adjoindre une substance étrangère, cocaïne ou autre, dont elle aurait fatalement à partager le sort en cas d'accident. Et ce jour-là, on aura beau clamer son innocence, invoquer des circonstances atténuantes et charger l'autre substance de tous les méfaits, toutes deux disparaîtront devant l'indignation publique et la rachianesthésie, déjà fortement compromise par la cocaïne, ne pourra, de longtemps, sortir de l'oubli. Nous resterons donc fidèle à la stovaïne, pure de tout alliage compromettant, et nous lui pardonnerons ses petits inconvénients par égard pour son innocuité.

III

ACTION DE LA STOVAÏNE SUR LES RACINES DE LA MOELLE
ANESTHÉSIE ET PARALYSIE

L'association de l'anesthésie et de la paralysie est constante. — L'injection sous-arachnoïdienne de stovaïne provoque une paralysie mixte, sensitive et motrice, que l'on n'observait pas avec la cocaïne[1], en même temps qu'une disparition de tous les réflexes ayant leur siège aux membres inférieurs et dans la région génitopérinéale, en un mot dans tout le territoire de l'anesthésie (réflexes plantaire, rotulien, crémastérien, etc). La paralysie n'est pas un accident de l'injection : elle fait partie du *syndrome rachistovaïnique*. Nous verrons, tout à l'heure, que les deux phénomènes sont corrélatifs quoiqu'il n'y ait pas entre eux une réciprocité absolue. Aussi doivent-ils être étudiés dans le même chapitre.

1. Sauf chez les animaux.

I. Anesthésie. — Dans la plupart des cas, c'est *analgésie* et non pas anesthésie qu'il faut dire, car ce qui disparaît, c'est la sensibilité à la douleur ; la sensibilité au contact est conservée, quoique moins nette qu'à l'état normal. Cependant, beaucoup plus souvent avec la stovaïne qu'avec la cocaïne, la sensibilité tactile elle-même disparaît : on dirait que la région anesthésiée n'appartient plus au malade, lequel ne peut y localiser aucune sensation et que toute réaction musculaire, aussi bien volontaire qu'involontaire, y est éteinte. Il nous est arrivé, au cours d'extirpation de masses ganglionnaires de l'aine et pendant qu'avec les doigts nous opérions des tractions violentes, de demander au malade de décrire ses sensations : presque toujours la réponse était négative, le malade ne se doutant même pas de l'acte opératoire qui se déroulait sur sa propre personne.

De même la sensibilité à la *chaleur* disparaît en tant que sensation douloureuse, et très souvent les malades n'ont pas conscience que l'instrument dont on se sert est chaud. En 1900, nous avons observé un cas de brûlures de deux pieds par application de bouillottes trop chaudes chez un malade qui venait d'être rachicocaïnisé. Nous pensons donc que le mot analgésie est souvent inexact, que le mot anesthésie lui-même est insuffisant puisqu'il ne tient pas compte d'un phénomène constant, à savoir la paralysie.

Moment d'apparition. — Dès que l'injection a été faite, le malade ressent des *fourmillements* dans ses membres inférieurs; les pieds et les jambes sont « engourdis ». Avec notre ponction latéro-droite, ces sensations débutent quelquefois par la jambe correspondante pour bientôt envahir celle du côté opposé. Quoi qu'il en soit, ce petit phénomène est fugace et fait bientôt place à l'anesthésie. L'apparition de celle-ci est variable : nous l'avons vue s'installer au bout de deux minutes; d'autres fois, il nous a fallu attendre cinq minutes pour qu'elle fût complète. Cinq minutes peuvent donc être considérées comme une bonne limite. D'ailleurs, le chirurgien, après avoir fait son injection, a besoin de se laver très soigneusement les mains en vue de l'acte opératoire; d'autre part, le malade doit être, s'il ne l'a été précédemment, rasé, savonné, brossé et « passé » à l'éther et à l'alcool, toutes manœuvres qui absorbent du temps et permettent à l'anesthésie de s'installer complètement.

Au moment d'opérer, nous tâtons la sensibilité du malade au moyen d'une pince de Kocher, de préférence à une pince hémostatique plate qui écrase les tissus. Nous avons pour règle de ne jamais demander au patient s'il sent ou s'il souffre. Nous pinçons la peau du scrotum ou de la cuisse : si la sensibilité est intacte, il n'attend pas qu'on l'ait interrogé pour manifester sa douleur, soit par un cri, soit par un retrait brusque de son corps. Au contraire, s'il est bien anesthésié, il ne s'aperçoit même pas de la petite manœuvre, ce qui prouve que toute sensibilité, même tactile, a disparu chez lui. Nous avons, du reste, dans la paralysie, un phénomène d'une très grande sûreté pour nous renseigner sur l'état d'anesthésie du malade.

Etendue du champ d'anesthésie. — Contrairement à ce qui a pu être dit, l'anesthésie consécutive aux injections sous-arachnoïdiennes débute toujours ou presque toujours par les organes génitaux externes et le périnée. Dès 1885, Corning avait observé que la verge et le scrotum perdaient leur sensibilité très rapidement, bien avant que le haut des jambes et les cuisses fussent anesthésiés.

Jaboulay[1], dans ses expériences sur les injections de chlorhydrate de quinine dans l'espace sous-arachnoïdien, a également constaté que, à la dose de 2 à 4 centigrammes environ, il y avait anesthésie des téguments sacrococcygiens, du périnée, des bourses, de la verge, de l'urètre, etc. Il en conclut qu'il s'agit là d'une paralysie radiculo-segmentaire du cône terminal de la moelle, due à une action de l'alcaloïde sur les racines qui com-

1. JABOULAY : Injections médicamenteuses dans le liquide céphalorachidien. *Lyon médical*, 4 août 1901. — Drainage de l''espace sous-arachnoïdien et injections de liquides médicamenteux dans les méninges. *Lyon médical*, mai 1898.

mandent aux régions les plus postérieures du tronc, l'individu étant en attitude de quadrupède. Or, des nerfs de la queue-de-cheval, les internes sont les plus postérieurs dans leur distribution et les premiers touchés par la quinine. La cocaïne, plus diffuse dans son action, commence à agir d'abord sur les nerfs que la quinine atteint seuls, d'où début de l'anesthésie par le bassin et son plancher, et non pas par les pieds. L'anesthésie des pieds et de la partie inférieure des jambes ne s'obtient, par la quinine, qu'avec des doses beaucoup plus élevées (2 à 10 centigrammes).

Du reste, l'anatomie fournit l'explication de ce phénomène. Nous savons que l'analgésie de la rachicocaïnisation est une analgésie d'ordre radiculaire. Or, étant donné le lieu d'élection de la ponction lombaire et de l'injection de stovaïne, cette dernière doit agir primitivement sur les racines les plus basses de la queue-de-cheval, c'est-à-dire la quatrième et la troisième sacrée, qui innervent les organes génitaux externes et le périnée. L'analgésie prend ensuite la deuxième et la première sacrée et les racines lombaires, c'est-à-dire les membres inférieurs. On trouve dans l'article de Dejerine, du *Traité de pathologie générale*, les schémas d'innervation radiculaire de Thornburn et de Kocher qui rendent bien compte de cette distribution.

Quoi qu'il en soit de ces diverses explications, le

fait n'en reste pas moins que l'anesthésie commence par les organes génitaux pour, de là, irradier plus ou moins rapidement, d'une part, dans les membres inférieurs où elle remonte des pieds vers la racine des cuisses, d'autre part, dans le tronc, où sa limite supérieure est difficile à préciser.

L'étendue de l'anesthésie est, en effet, variable suivant les sujets. *A priori*, on pourrait croire que le champ de l'anesthésie est d'autant plus vaste que la dose de stovaïne a été plus élevée. Il n'en est rien, ou, du moins, cette règle n'a rien d'absolu.

Au point de vue pratique, on peut dire qu'avec les doses moyennes de 4 à 5 centigrammes, la limite supérieure de l'anesthésie est un plan transversal passant par l'ombilic. Très souvent, l'anesthésie atteint ou dépasse légèrement le rebord costal; par contre, elle peut s'arrêter au-dessous de l'ombilic. Les régions inguinales et appendiculaires sont toujours anesthésiées.

La question de l'extension de l'anesthésie aux régions supérieures du corps : thorax, cou, tête et membres inférieurs, avait été très bien étudiée, pour la cocaïne, par M. Chaput, qui avait obtenu 37 anesthésies élevées sur 120 rachicocaïnisations. La proportion des anesthésies élevées augmentait avec la dose : de 24 p. 100 avec 1 centigr. 1/2, elle montait à 66 p. 100 avec 3 centigr. 1/2 et elle atteignait 100 p. 100 avec 4 centigrammes. M Chaput a repris ses expériences avec la stovaïne, et en se servant de doses variant entre 2 et 8 centigrammes il a obtenu sur 100 cas :

3 anesthésies totales, tête incluse ;
4 anesthésies depuis les pieds jusqu'aux membres supérieurs inclus ;
12 anesthésies jusqu'au milieu du sternum ;
13 anesthésies jusqu'à l'appendice xiphoïde ;
9 anesthésies jusqu'à l'épigastre.

La question de dose est très importante pour expliquer la hauteur de l'anesthésie, mais il faut également tenir compte de la sensibilité spéciale des sujets vis-à-vis de la stovaïne. Un fait curieux est le suivant : il arrive parfois, quoique très rarement, qu'au milieu d'un champ parfaitement anesthésié, il y ait une région où la sensibilité n'est qu'atténuée sinon intacte. Chez un malade atteint de tuberculose cutanée de la fesse gauche, du pli génitocrural et de la moitié correspondante du scrotum, il y avait, à la partie supérieure de la face interne de la cuisse gauche, une zone circulaire de près de 6 centimètres de diamètre au niveau de laquelle la sensibilité était presque intacte. Ce malade ayant, à quinze jours d'intervalle, subi deux interventions et, par conséquent, deux rachistovaïnisations, le même phénomène s'est reproduit sans que rien pût l'expliquer à nos yeux et sans que la région symétrique du côté droit fût dans le même cas.

Un autre fait qu'il nous faut signaler est la persistance de la *douleur testiculaire*. Il arrive assez fréquemment, au cours d'une cure radicale de hernie inguinale ou d'hydrocèle vaginale, pendant que la peau et les plans profonds sont absolument insensibles, que les tractions sur le testicule et le cordon provoquent des douleurs vagues comparées par le malade à des coliques, localisées au haut de l'abdomen. Même réaction lors des manipulations de l'épiploon au cours d'une laparotomie. Il y a là, très vraisemblablement, une question d'innervation spéciale qui soustrait ces organes à l'action de la stovaïne, et il est bon que le praticien en soit prévenu pour que, le cas échéant, il n'en soit pas surpris et ne crie pas à l'insuccès.

L'action de la stovaïne sur l'*utérus*, chez les femmes en travail, a été étudiée par Chartier[1], qui a constaté la suppression complète de la sensibilité utérine, à la douleur spontanée et à la douleur provoquée. « Avant même, dit-il, que l'anesthésie cutanée se soit élevée à la hauteur de l'abdomen, les douleurs accompagnant les contractions utérines disparaissent. Deux à cinq minutes après l'injection survient une contraction vigoureuse, simplement perçue par la malade, et, au bout de six à huit minutes, les contractions utérines les

1. Chartier : La rachistovaïnisation en obstétrique. *La Gynécologie*, 3 octobre 1904.

plus violentes ne sont point perçues par la parturiente. Sous l'influence de 3 centigrammes de stovaïne cet état d'analgésie se prolonge quarante cinq à soixante minutes et disparaît progressivement, tout comme l'anesthésie cutanée. Les interventions manuelles ou instrumentales sur l'utérus et l'introduction de la main dans le vagin ne sont pas davantage perçues par la malade. »

Durée de l'anesthésie. — L'anesthésie dure en général une heure et plus et permet les plus longues interventions. Il est cependant des cas où la sensibilité reparaît au bout d'une demi-heure à quarante minutes, temps suffisant pour mener à bien la plupart des opérations qui se pratiquent sur la moitié inférieure du corps.

Un fait intéressant, c'est la persistance de l'anesthésie spontanée, même lorsque l'anesthésie chirurgicale a déjà disparu. En voici un exemple : chez un jeune homme de dix-huit ans, atteint d'hydrocèle vaginale, notre maître, M. Humbert, fait, après ponction, une injection de teinture d'iode dans la vaginale. L'injection, comme l'on s'y attendait après la rachistovaïnisation, n'est pas sentie, mais, même quelques heures après l'opération, le malade ne pouvait localiser dans son scrotum, rouge et tuméfié, aucune douleur, malgré le retour de la sensibilité cutanée et des mouvements musculaires. Ceci explique qu'un grand nombre de malades ne souffrent pas de leur plaie pendant les vingt-quatre heures qui suivent l'intervention.

Absence d'anesthésie. — Avec une injection correctement faite et une quantité suffisante de stovaïne, nous n'avons noté aucun insuccès et nous nous croyons autorisé à dire qu'il n'y a pas de malade réfractaire à la stovaïne et que tout échec dépend d'une défectuosité dans la technique et non d'une idiosyncrasie[1].

II. **Paralysie.** — En même temps que l'anesthésie, on observe, à la suite des injections sous-arachnoïdiennes de stovaïne, la paralysie de tous les muscles compris dans la sphère anesthésique. Immédiatement après l'injection, le malade possède encore tous les mouvements de ses membres inférieurs; mais, très rapidement, ces mouvements s'affaiblissent, et au bout de quelques minutes, ils ont disparu, laissant à leur suite une véritable *paraplégie flasque*. Un des muscles les plus vite atteints est le triceps fémoral : pendant qu'il existe encore des mouvements du pied et un peu de flexion de la cuisse sur le bassin, l'extension de la jambe sur la cuisse devient impossible.

La paralysie totale et complète des membres inférieurs est *constante* avec des doses de 4 centi-

1. Un malade est opéré sous l'anesthésie lombaire à quelques semaines d'intervalle. A la première opération, l'anesthésie est parfaite. A la deuxième, elle est incomplète ou nulle : peut-on parler d'idiosyncrasie?

grammes et au-dessus. Au-dessous de 4 centigrammes, elle peut manquer, ou bien, lorsqu'elle existe, elle peut être incomplète ou partielle : les mouvements de la jambe sur la cuisse sont, par exemple, abolis, mais les mouvements du pied persistent; parfois, seuls les orteils jouissent encore d'une certaine mobilité volontaire. Le malade n'accuse dans ses membres paralysés aucune sensation désagréable de fourmillement ou d'engourdissement : il ne les sent pas et tout ce qui s'y passe lui est complètement étranger [1].

En même temps, tout réflexe est aboli : on a beau chatouiller la plante du pied, on n'obtient aucune réaction. Il en est de même pour les réflexes rotulien, crémastérien, etc. Les sphincters sont paralysés : si l'on pratique le toucher rectal, on trouve un anus béant, n'opposant au doigt aucune résistance. Et cependant l'incontinence des matières fécales est rare, infiniment plus qu'avec la cocaïne; peut-être y a-t-il une paralysie concomitante de la musculature intestinale, puisque le rectum est anesthésié. La vessie est paralysée également et les

1. A la Société de chirurgie de Bucarest (séance du 1er juin 1905), M. Racoviceano s'est élevé contre l'assertion contenue dans la Thèse de Mlle Protopopesco, à savoir que les injections de stovaïne déterminaient toujours de la paraplégie. Pour lui, il ne l'a jamais obtenue avec 7 centigrammes, quoique l'analgésie fût parfaite dans tous les cas. Il est vrai que plus loin il attribue le fait à la mauvaise qualité de la stovaïne.

malades ne peuvent uriner qu'une ou deux heures après l'injection. Quant à la rétention d'urine, se prolongeant pendant plusieurs heures, voire même pendant un jour ou deux, nous ne l'avons observée que dans un nombre fort restreint de cas.

La paralysie des membres inférieurs explique l'absence de tremblement. Or, si l'on se rappelle que le tremblement exagéré des membres inférieurs était d'observation courante du temps de la rachicocaïne et qu'il allait parfois jusqu'à gêner l'opérateur; si l'on se rappelle surtout que ce tremblement existe aussi bien avec le chloroforme qu'avec l'éther, on nous accordera que la stovaïne présente, de ce fait, une supériorité sur les autres substances anesthésiques. La rachistovaïnisation devient une méthode précieuse pour la chirurgie des membres inférieurs : tout mouvement volontaire et involontaire étant aboli, la réduction des fractures devient singulièrement facile. Ce n'est pas seulement la résolution musculaire, comme celle qu'on obtiendrait par un sommeil chloroformique parfait, c'est l'impossibilité pour le muscle de réagir par réflexe, ou sous l'empire de la volonté. Ainsi se trouve réalisée une *section physiologique de la moelle*, d'où une paralysie sensitivomotrice du train postérieur.

Y a-t-il un rapport entre l'anesthésie et la paralysie? Nos observations nous permettent de dire que lorsqu'il y a paralysie, il y a sûrement anesthésie. Mais la réciproque n'est pas nécessairement vraie; il nous a été donné, surtout avec les petites doses (2 centigr. 1/2 à 3 centigr.), d'avoir une anesthésie profonde avec une paraplégie incomplète; celle-ci peut cependant, au bout d'un temps assez long, dix à vingt minutes, devenir complète. Théoriquement, il est permis d'admettre que l'action de la stovaïne se fait sentir, d'abord sur les fibres sensitives, ensuite sur les fibres motrices; par conséquent, lorsque celles-ci sont atteintes, les premières le sont déjà sûrement.

Action de la stovaïne sur le muscle utérin. — Cette action a été bien étudiée par Chartier (*loc. cit.*). Pendant que la paraplégie est complète, les muscles abdominaux sont relâchés; les parties molles du périnée et le vagin ont perdu leur tonicité et la main peut entrer délibérément pour l'examen approfondi de l'excavation pelvienne ou le placement des branches du forceps. Au moment même de l'extraction, ces parties molles se laissent distendre; grâce à l'impotence des muscles abdominaux, la parturiente ne pousse plus, elle laisse passivement écarter ses jambes et l'accoucheur a toute facilité pour effectuer l'extraction lente, progressive, où les déchirures du vagin et du périnée peuvent être mieux évitées.

Faisant contraste avec la résolution des muscles striés, le muscle utérin entre en contraction dès l'injection de stovaïne; ce *pouvoir ocytocique* est en tout semblable à celui de la cocaïne, signalé pour la première fois (en 1900) par MM. Doléris et Malartic. Deux à cinq minutes après l'injection, surviennent des contractions, la première peu douloureuse, les autres entièrement indolores, longues et intenses. Leur maximum de fréquence et de force est atteint quinze à vingt minutes après l'injection; il peut même se produire à ce moment une tétanisation du muscle utérin pouvant durer dix minutes. Avec 25 milligrammes de stovaïne, les contractions commencent à s'espacer au bout de quarante-cinq à cinquante minutes; au bout d'une heure, elles sont douloureuses et progressivement le travail reprend son cours normal. Quant au col, il se laisse dilater passivement.

Cette propriété ocytocique de la stovaïne peut être utilisée dans les cas où la paresse du muscle utérin menace de prolonger outre mesure le travail. On ne peut pas reprocher à la stovaïne, comme à l'ergot de seigle, de causer une rétention placentaire par contracture anormale de l'utérus, puisque son action ne se prolonge pas au delà d'une heure quinze minutes en moyenne. Chez les cinq accouchées de Chartier, la délivrance s'est constamment montrée normale.

Par contre, la rachistovaïnisation peut provoquer la contractilité utérine en dehors de tout travail. Elle doit donc être évitée dans les opérations chirurgicales chez la femme enceinte.

Étude pathogénique de l'anesthésie et de la paralysie. — Les phénomènes consécutifs à l'injection de cocaïne ou de stovaïne dans l'espace sous-arachnoïdien sont dus à une action spécifique de ces alcaloïdes. Ceux-ci se trouvent en contact avec la moelle et avec les racines et les ganglions rachidiens. Tuffier et Hallion[1] ont pu conclure de leurs expériences que la cocaïne portait son action de façon très prépondérante, sinon exclusive, sur les racines rachidiennes. Celles-ci, en raison de leur ténuité, subissent rapidement l'action de la cocaïne et, d'autre part, en raison du titre faible de la solution, on s'explique que les racines postérieures soient fortement paralysées et les antérieures relativement peu. On pourrait même, pour les racines motrices, admettre une action excitante de la cocaïne, expliquant peut-être le tremblement des membres inférieurs observé si souvent.

Ce qui est vrai pour la cocaïne s'applique évidemment à la stovaïne, avec cette différence qu'ici nous avons une action presque aussi énergique sur les racines antérieures. Racines motrices et racines sensitives se trouvent donc en état de section physiologique, ce qui explique, d'une part l'abolition de la sensibilité, d'autre part la paralysie flasque des membres inférieurs et la disparition des réflexes.

1. Tuffier et Hallion : Expériences sur l'injection sous-arachnoïdienne de cocaïne. *Soc de biol.*, 3 novembre 1901.

IV

ACCIDENTS DE LA RACHISTOVAÏNISATION
STATISTIQUE PERSONNELLE

Nous avons constitué ce chapitre avec notre statistique personnelle, arrêtée au 1er octobre 1905 et comprenant un total de 325 rachistovaïnisations dont 204 ont été déjà publiées[1]. Nous ne pouvons mieux faire que de transcrire ici ce que nous avons écrit à propos de nos premières statistiques; nous ajouterons, à la suite, les remarques qui nous sont suggérées par notre troisième série, commencée au 1er mai 1905.

Première statistique. — Dans notre première

1. Toutes nos opérations ont été pratiquées dans le service de notre excellent maître, M. Humbert, à l'hôpital Cochin-Annexe. Nous avons été secondé par nos amis Berthaux, Burgaud et Raymond, qui s'y sont succédé comme internes et à qui nous offrons nos meilleurs remerciements.

statistique de 64 cas, les opérations se répartissaient de la façon suivante :

25 circoncisions.
3 cures radicales de hernie inguinale.
1 cure radicale de hernie crurale.
6 résections du scrotum pour varicocèle.
3 ablations d'hémorroïdes avec dilatation du sphincter.
2 opérations urétropérinéales.
5 cures radicales d'hydrocèle vaginale.
3 extirpations d'hygromas prérotuliens.
8 extirpations de grosses végétations de la verge et de l'anus.
3 épididymectomies.
1 suture de la rotule (M. Baudet, à l'Hôtel-Dieu).
1 amputation de la verge avec curage de l'aine droite.
1 adénophlegmon de l'aine.
2 injections médicales.

64

Les accidents qui suivent l'injection doivent être groupés en accidents immédiats et accidents consécutifs.

1° Les *accidents immédiats* traduisent l'intoxication produite dans l'organisme, et plus spécialement au niveau des centres nerveux, par l'alcaloïde injecté : et c'est ici que se montre la remarquable supériorité de la stovaïne. En effet, dans toutes nos opérations, — dont quelques-unes ont duré quarante minutes et plus, — l'état général des malades a été parfait. Pas de pâleur, pas de sueurs, aucune modification du pouls ni de la respiration, aucune tendance à la syncope. Les malades sont calmes, causent avec l'entourage et ne paraissent même pas se douter de l'acte opératoire.

Dans un cas de cure radicale de hernie inguinale, au moment où nous réséquions l'épiploon, le malade présenta un mouvement nauséeux accompagné de coliques légères ; le tout disparut dès que le moignon eut été rentré dans l'abdomen et l'état général redevint parfait. Sauf dans ce cas, où les nausées étaient d'ordre réflexe et s'expliquaient par l'exposition à l'air et la manipulation de l'épiploon, nous n'avons jamais observé ni nausées ni vomissements.

Quant aux autres phénomènes immédiats, tels que : tremblement exagéré des membres inférieurs, relâchement du sphincter anal, dilatation de la pupille, etc., ils n'existent pas.

Nous sommes loin, comme on le voit, de ce qu'on observait avec la rachicocaïne. Celle-ci possédait bien à son actif quelques cas où l'état général des malades était resté parfait pendant et après l'opération, mais ces cas étaient rares et, dans les évaluations les plus favorables, ils ne dépassaient pas 1 sur 5 (Tuffier).

M. Nélaton n'en accusait que 20 sur un total de 150 rachicocaïnisations, soit 1 sur 7. Il y a donc de ce chef une supériorité réelle de la stovaïne sur la cocaïne, la première étant beaucoup moins toxique.

2° Les *accidents consécutifs*, dans la rachicocaïnisation, étaient en grande partie sous la dépendance de l'irritation méningée. Cette irritation, véritable méningite aseptique, se traduisait, suivant les cas, par de la céphalée, par une hyperthermie considérable, et, enfin, par une série d'accidents, tantôt à peine ébauchés, tantôt très accusés, au point de menacer la vie des malades et d'inspirer à l'entourage les plus vives inquiétudes. Or, dans nos soixante-quatre observations, l'état général des malades a toujours été aussi parfait qu'avant et pendant l'acte opératoire. Nous n'avons pas noté un seul cas d'*hyperthermie*. D'ailleurs, au dire de M. le professeur Pouchet, la stovaïne aurait des propriétés antithermiques. Les nausées et les vomissements ont également manqué. Ceux de nos malades que l'opération subie ne condamnait pas à l'immobilité, se levaient au bout de quelques heures et prenaient leur repas du soir à la table commune. Quelques-uns ont même demandé à sortir le lendemain.

Un seul malade, opéré pour de grosses hémorroïdes, a eu de la *rétention d'urine* pendant vingt-quatre heures, sans aucun autre trouble, et l'on sait que pareil accident peut s'observer à la suite d'opérations de ce genre, quel qu'ait été le mode d'anesthésie employé. Trois malades ont présenté une *céphalée* légère : l'un d'eux nous a déclaré être sujet à la migraine et le second s'était réveillé souffrant de la tête, le matin même de l'opération. Enfin, un dernier malade, syphilitique en pleine période d'éruption secondaire, s'est plaint d'une céphalée persistante; nous reviendrons plus loin sur ce cas spécial. De ce court exposé, il résulte que les accidents consécutifs ont été nuls dans l'immense majorité des cas et que, là où ils ont existé, ils n'ont consisté qu'en une céphalée légère avec endolorissement de la région où avait été faite la piqûre (Kendirdjy et Berthaux).

Deuxième statistique. — Passons à la deuxième statistique de 140 cas, se répartissant ainsi que suit:

67 circoncisions.
2 amputations de la verge.
4 ablations d'hémorroïdes.
3 extirpations de ganglions de l'aine.
9 abcès et fistules du périnée.
4 résections du scrotum pour varicocèle.
9 castrations et épididymectomies.
7 abcès et fistules à l'anus.
6 cures radicales de hernie inguinale.
3 hypospadias.
14 cures radicales d'hydrocèle vaginale.
6 ablations de végétations volumineuses.
3 opérations diverses sur la verge.
1 énervement de l'anus (M. Morestin).
1 *hernie crurale étranglée chez une femme de quatre-vingt-cinq ans.*
1 urétrotomie interne.

140

Voyons maintenant les accidents dus à l'injection de stovaïne.

1° *Pendant l'opération*, deux malades ont présenté des *vomissements*; le premier était un névropathe de vingt-cinq ans que nous opérions d'un phimosis; chez le second, les vomissements sont survenus au cours d'une cure radicale de hernie inguinale, au moment où nous procédions à la résection d'une portion d'épiploon et ont disparu aussitôt que le moignon en eut été refoulé dans l'abdomen.

Trois fois, nous avons noté un *relâchement sphinctérien* survenant à la fin de l'opération; une fois, une transpiration abondante.

A part ces incidents, l'état général des malades a toujours été parfait pendant l'opération, c'est-à-dire que nous n'avons observé aucune pâleur de la face, aucune modification appréciable du pouls ni de la respiration, aucune tendance à la syncope.

2° Passons aux *accidents post-opératoires*. Aucun malade n'a présenté d'élévation appréciable de la température, et par là nous entendons que, chez aucun d'eux, le thermomètre n'a marqué, le soir de l'injection, au delà de 38 degrés.

La *céphalée* a été notée douze fois; dans la moitié des cas, elle a été légère et fugace, durant à peine quelques heures; dans l'autre moitié, elle a persisté pendant quelques jours, et, chez un malade de notre ami Labey, elle a duré quinze jours, s'accompagnant de douleurs dans la nuque, mais sans rachialgie, sans vomissements et sans fièvre. Les *vomissements* post-opératoires ont été notés cinq fois. Trois malades n'ont eu qu'un seul vomissement : le premier, le lendemain, les deux autres, le surlendemain de l'opération. Le quatrième malade a présenté, le soir de l'injection, un mouvement nauséeux suivi de vomissements qui ont duré jusqu'à minuit. Chez le cinquième, les vomissements étaient provoqués par l'ingestion des aliments.

La *rétention d'urine* n'a pas été observée une seule fois (Kendirdjy et Burgaud).

Troisième statistique. — Nous en arrivons à notre troisième statistique portant sur 121 cas, décomposés comme suit[1] :

50 circoncisions.
2 amputations de la verge.
6 opérations sur l'anus.
8 végétations.
2 autoplasties de l'urètre.
5 abcès et fistules de l'urètre.
1 urétrotomie interne.
8 castrations et épididymectomies.
2 résections du scrotum.
10 cures radicales d'hydrocèle vaginale.

1. Cette statistique figure dans la Thèse récente de Pouliquen : *La Rachistovaïnisation* (Paris, novembre 1905).

6 hernies inguinales.
1 hernie crurale.
2 tuberculoses fessières.
1 fistule tuberculeuse d'un moignon d'amputation de la cuisse.
1 hygroma prérotulien.
1 kyste du creux poplité.
1 résection de la saphène.
14 extirpations de ganglions de l'aine.

121

Dans l'immense majorité des cas, la *paraplégie* a été complète et absolue; une fois elle s'est installée presque immédiatement après l'injection; d'autres fois, elle n'a atteint son maximum qu'à la fin de l'opération, soit de quinze à vingt minutes après la piqûre.

Sur sept malades opérés de hernie, trois ont présenté quelques troubles au moment de la résection de l'épiploon : chez le premier, il n'y a eu que de la pâleur et une certaine angoisse; chez le deuxième, un mouvement nauséeux et un vomissement unique; chez le troisième, enfin, il y a eu des nausées sans vomissements et une défécation involontaire et inconsciente. Le toucher rectal montrait la béance de l'orifice anal. Les trois malades, à la fin de leur cure radicale, avaient repris leur état normal.

Une ou deux fois, il y a eu une anesthésie incomplète, toujours explicable par un défaut de technique : chez un malade, la quantité de stovaïne était insuffisante et une deuxième injection, faite séance tenante et portant le total de la stovaïne à 5 centigrammes, a été suivie d'une anesthésie et d'une paraplégie absolues. Chez un autre malade, la faute de technique n'était pas tangible : peut-être avions nous eu tort de piquer dans le quatrième espace; toujours est-il que six semaines auparavant le même malade avait été opéré sans encombre après une injection lombaire de 4 centigrammes.

Aucun malade n'a présenté d'élévation de la température. Plusieurs (24) ont eu de la céphalée, généralement légère; trois fois la céphalée a été accompagnée d'un vomissement et cela au deuxième ou au troisième jour de l'opération.

Discussion des accidents. — L'étude critique de nos 325 cas peut se résumer en la formule suivante : *accidents immédiats nuls, accidents consécutifs nuls ou à peu près.*

L'absence d'accidents immédiats montre d'une façon indéniable la supériorité écrasante de la stovaïne sur la cocaïne. C'est là un point sur lequel semblent glisser les partisans actuels de ce dernier alcaloïde. La méthode des solutions concentrées ou des solutions isotoniques a supprimé la méningite et ses diverses manifestations cliniques; elle n'a pas supprimé — et elle ne le pouvait pas — les accidents immédiats qui survenaient dans les quelques minutes qui suivaient l'injection et qui traduisaient l'intoxication des centres nerveux par la cocaïne. Or, si les phénomènes méningitiques étaient graves, les phénomènes cocaïniques n'étaient pas à dédaigner. Qu'on en juge plutôt par l'énumération suivante empruntée à notre Thèse de doctorat : un grand nombre de malades se plaignaient d'un malaise général caractérisé par de l'anxiété respiratoire, par de la pesanteur épigastrique ou par une sorte de besoin d'air qui leur faisait faire de grandes inspirations. Cet état s'accompagnait souvent de pâleur de la face, de sueurs profuses et de sensation de soif. Le *tremblement* des membres inférieurs était très fréquent. Il commençait quelques minutes après l'injection et persistait pendant dix, quinze, vingt minutes, quelquefois pendant toute la durée de l'opération. Les *nausées* et les *vomissements* n'était pas rares : dans notre premier Mémoire (1900) sur la rachicocaïnisation, nous avions noté des vomissements dans 24 cas sur 55, soit dans plus d'un tiers des cas, autant dire la moitié. D'autres statistiques étaient publiées dans lesquelles les vomissements étaient presque la règle.

Au lieu de cela, que voyons-nous avec la stovaïne? Dans quelques rares cas, un mouvement nauséeux ou des vomissements provoqués par l'exposition à l'air et la résection de l'épiploon. Bien entendu, au moment critique, le malade devenait pâle et légèrement anxieux, mais bientôt il reprenait sa physionomie habituelle et, à la fin de l'opération, il était dans un état parfait. D'ailleurs, il nous est arrivé de réséquer de l'épiploon, au cours de cures radicales, sans observer ces phénomènes d'ordre réflexe qui n'ont rien à voir avec la stovaïne. Au lieu du tremblement, nous avons une paralysie flasque des membres inférieurs, paralysie qui doit être inscrite à l'actif de la stovaïne.

En ce qui concerne les accidents post-opératoires, la stovaïne a bénéficié des perfectionnements apportés à la méthode par Guinard, Ravaut et Aubourg. *A priori*, l'absence ou l'insignifiance des phénomènes morbides consécutifs à la rachi-injection équivalait, pour nous, à l'absence de réaction méningée; mais il nous fallait, pour étayer notre conviction, l'appoint du microscope et c'est ce que nous avons fait. Sur nos 64 premiers malades, nous en avons ponctionné 7 :

Deux d'entre eux ont été ponctionnés cinq heures après l'injection de stovaïne; deux autres huit heures après; quant aux trois malades qui, la veille, avaient accusé un peu de céphalée, ils ont été ponctionnés le lendemain de leur opération, exactement vingt-deux heures après l'injection. Chez nos 7 malades, nous n'avons observé aucune modification dans le mode d'écoulement du liquide. Celui-ci, s'échappant goutte à goutte, était d'une limpidité parfaite et conservait sa limpidité après un repos de vingt-quatre ou trente-six heures.

L'examen cytologique, pratiqué, après centrifugation, par notre ami Gabriel Delamare, préparateur à la Faculté, n'a montré aucune trace d'éléments anatomiques et est venu confirmer l'observation clinique.

Il n'en a pas été de même chez le malade qui présentait, à la suite d'une circoncision, une céphalée tenace, résistant aux médications habituelles. Cette céphalée était intermittente; elle disparaissait pendant vingt-quatre heures pour reparaître ensuite. Or, la circoncision avait été pratiquée pour un phimosis occasionné par la cicatrisation de deux chancres syphilitiques du limbe préputial et le malade avait une magnifique roséole. La céphalée. en raison de son intermittence et de l'absence de tout autre phénomène morbide, devait être mise sur le compte de l'infection syphilitique. La ponction lombaire, pratiquée le huitième jour de l'opération, donna issue à un liquide trouble, s'écoulant goutte à goutte. L'examen microscopique en fut fait, dans le laboratoire de M. Widal, par notre ami Lemierre, qui nous remit la note suivante : « Lymphocytose très abondante, polynucléaires très rares. » Or, l'étude cytologique du liquide céphalorachidien chez les syphilitiques de la période secondaire a justement permis de constater une lymphocytose plus ou moins abondante, coïncidant tantôt avec de la céphalée, tantôt avec des manifestations cutanées, principalement pigmentaires, papuleuses ou psoriasiformes (Milian, Crouzon et Paris, 1903; Ravaut, 1903; Courtois-Suffit et Beaufumé, 1904).

La pathogénie des accidents, chez notre malade, est donc toute trouvée, et l'on ne saurait incriminer l'injection intrarachidienne de stovaïne [1].

Dans notre deuxième série, chez huit malades pris au hasard, nous avons également pratiqué une ponction évacuatrice quelques heures après l'injection ou le lendemain matin, et non seulement le mode d'écoulement et l'aspect du liquide n'avaient subi aucune modification, mais encore l'examen microscopique de ce liquide, après centrifugation, est resté négatif.

Cette absence de réaction méningée s'explique par la nature de la solution dont nous nous servons. Les ampoules Billon contiennent, en effet, une solution à 10 p. 100 de stovaïne et de chlorure de sodium et ce titre élevé permet de n'en injecter

1. Ruthon (Sur un nouvel anesthésique : la Stovaïne. *Thèse*, Paris, 1904-05) a examiné le liquide céphalorachidien dans cinq cas, le soir ou le lendemain de l'opération : dans trois cas, il n'y avait eu aucune réaction apparente; dans deux cas, les malades avaient présenté une légère ascension thermique (37° 6, 38 degrés), un peu de rachialgie et une légère céphalée. Toujours le liquide a été trouvé limpide.

qu'une faible quantité à la fois. La dose moyenne étant de 4 centigrammes, on injecte un peu moins d'un demi-centimètre cube ou, plus exactement, huit divisions de la seringue en verre graduée. Comme, d'autre part, la solution est hypertonique, à cause du taux élevé du chlorure de sodium, nous la diluons, dans le corps de pompe de la seringue, avec le liquide céphalorachidien du malade. Nous injectons en définitive, dans le canal rachidien, un centimètre cube d'une solution, non plus à 10, mais à 4 p. 100 de stovaïne et de chlorure de sodium, soit une solution très légèrement hypertonique et dont la faible quantité ne saurait irriter la pie-mère. D'ailleurs, si la rachistovaïnisation provoquait de la méningite, même aseptique, celle-ci devrait être plus fréquente, presque constante, et se traduire par un ensemble de phénomènes morbides dont le moindre serait une ascension thermique. Une élévation brusque à 39 ou 40 degrés, le soir de l'opération, était d'observation courante du temps de la rachicocaïne. Il faut donc, pour expliquer la céphalée, généralement légère, nous le répétons, chercher une autre interprétation, d'autant que les médecins l'observent quelquefois après la simple ponction. D'autres faits observés par nous justifient cette incertitude et montrent le peu de cas qu'il faut faire d'un phénomène aussi éminemment subjectif que la céphalée, lorsqu'il ne prend pas des proportions considérables et qu'il ne s'accompagne pas d'autres manifestations morbides.

Voici le premier fait : nous avions un matin, à l'hôpital, quatre malades à opérer sous l'anesthésie lombaire. Les trois premières interventions se passent sans encombre ; le quatrième malade arrive à son tour dans la salle, très ému par la perspective de l'opération qu'il allait subir, et nous demande instamment le chloroforme. Comme il s'agissait d'une intervention peu importante (hydrocèle vaginale), et que, d'autre part, nous manquions d'aide pour l'administration de l'anesthésique, nous insistons auprès du malade pour qu'il se laisse « piquer ». Nous le faisons mettre en position : à peine l'aiguille lui a-t-elle traversé la peau qu'il se met à hurler et à faire des mouvements intempestifs, tellement, que nous renonçons à la ponction et que nous renvoyons l'opération à une date ultérieure. Le lendemain, à la visite, quel ne fut pas notre étonnement lorsque nous entendîmes le malade se plaindre d'une céphalée violente qu'il attribuait à l'injection de stovaïne! Nous eûmes toutes les peines du monde à lui faire admettre qu'on ne lui avait injecté rien du tout et que son mal de tête devait être attribué à une autre cause. Il était, du reste, sujet à des migraines périodiques. Nous avions devant nous un beau cas d'autosuggestion : le malade — un névropathe migraineux — avait entendu dire que l'injection de stovaïne pouvait provoquer des maux de tête, et, comme il était convaincu d'avoir subi cette injection, il s'était persuadé à lui-même sa douleur. Le fait était d'autant plus bizarre que les trois autres malades, ses voisins de lit, qui, eux, avaient bel et bien subi l'injection, n'accusaient aucun trouble. Nous avons tenu à rapporter ce cas afin de montrer combien il sied d'être circonspect dans l'appréciation des phénomènes morbides d'ordre purement subjectif.

Voici maintenant le second fait, non moins curieux : un de nos malades, infirmier dans un asile d'aliénés, a été opéré par nous, à deux reprises différentes et à trois semaines d'intervalle, pour des fistules urétropérinéales d'origine tuberculeuse. Le lendemain de sa première opération, exactement vingt-deux heures après, il se mit à accuser une céphalée assez forte qui dura trois jours, s'accompagnant d'un état général parfait. A la suite de la deuxième intervention, il s'attendait naturellement à la même céphalée et celle-ci aurait été, cette fois, d'autant plus explicable que nous avions eu le tort de réinjecter un liquide légèrement teinté de sang. Eh ! bien, à la grande surprise et aussi à la grande satisfaction de tout le monde, la céphalée fit complètement défaut. Nous avons, depuis, observé la même dissemblance chez deux autres malades ; chez un quatrième, ç'a été l'ordre inverse : pas de céphalée à la suite de la première injection, céphalée légère après la seconde, pratiquée à quatre semaines d'intervalle.

De tout cela nous concluons qu'il doit y avoir autre chose que la méningite pour expliquer ces, ou plutôt, ce petit accident post-opératoire ; peut-être s'agit-il d'une simple question de déséquilibre dans la statique de l'espace sous-arachnoïdien.

V

VALEUR DE LA RACHISTOVAÏNISATION INDICATIONS ET CONTRE-INDICATIONS

Nous venons de passer en revue les accidents de la rachistovaïnisation et nous avons vu qu'ils se réduisaient à peu de chose. Nuls ou à peu près pendant l'opération, ils sont insignifiants dans la période post-anesthésique. Le seul incident de quelque fréquence est la *céphalée*, légère quand elle existe et de courte durée. Dans certains cas, nous l'avons vue se prolonger pendant quelques jours, mais sans s'accompagner d'aucun autre phénomène morbide et permettant au malade de s'alimenter et même de se lever. C'est un phénomène subjectif qui laisse au malade toutes les apparences de la santé et que rien, jusqu'ici, ne semble expliquer puisqu'il est entendu qu'avec la technique que nous avons adoptée, la méningite n'existe pas. Jamais le moindre fait clinique n'est venu nous faire penser à la méningite ou même au méningisme ; jamais aucun de nos malades n'a présenté un état inquiétant; jamais, enfin, notre attention n'a été attirée d'une façon spéciale sur un opéré de par sa morbidité post-opératoire.

Le bilan de la rachistovaïne se traduit, en définitive, par des inconvénients minimes et des avantages considérables. Les inconvénients, nous dirions volontiers le seul inconvénient, c'est la *céphalée*. En dehors de cela, on ne peut lui reprocher qu'une chose : c'est de nous livrer un malade qui possède toutes ses facultés intellectuelles, qui voit et qui entend, et qui s'érige en juge de l'acte opératoire qu'il peut discuter, commenter et apprécier plus tard à sa guise. De ce reproche est passible aussi bien l'anesthésie locale. C'est là, contre l'*anesthésie consciente*, opposée à l'anesthésie *inconsciente* ou cérébrospinale, une objection d'ordre moral que nous ne voulons pas discuter. Nous ne réfuterons que les arguments d'ordre véritablement scientifique, et ceux-ci se réduisent, en dernière analyse, à deux principaux qui sont : le danger d'infection du milieu sous-arachnoïdien et le danger d'intoxication par la stovaïne.

Le *danger d'infection* existe en théorie. Pour le prouver, on cite le seul cas de mort par rachistovaïnisation rapporté par M. Chaput, à la séance de la Société de chirurgie du 12 octobre 1904 et que voici brièvement résumé : « Femme de cinquante-deux ans, soignée pour arthrite sèche des deux hanches, et éprouvant des douleurs très vives dans les membres inférieurs. Le 13 juillet 1904, injection lombaire d'un centigramme de stovaïne (solution à 1 p. 100). *Il n'y eut pas d'anasthésie* des membres inférieurs après l'injection, mais, deux heures après, survinrent des vomissements bilieux ; à 3 heures de l'après-midi, la température, jusque-là normale, monte à 40°1 ; il y a de la somnolence. Le lendemain, la somnolence augmente, 40°2 ; mort dans le coma à 1 heure de l'après-midi. A l'*autopsie*, la partie inférieure de la moelle, sur une hauteur de 5 centimètres, est enveloppée d'un manchon crémeux adhérent à la première et formé de globules blancs. Les coupes de la moelle ont montré que cet afflux leucocytaire était tout à fait superficiel et que la moelle elle-même était intacte. Dans toute son étendue, la moelle était parsemée de plaques fibrocalcaires expliquant les douleurs constatées pendant la vie. »

Le fait s'était passé dans un service de médecine. Après l'avoir rapporté, M. Chaput a ajouté que, dans l'espèce, l'absence d'intoxication était certaine, puisque la malade n'avait pas été anesthésiée et n'avait pas eu d'arrêt du pouls ni de la respiration ; la malade avait succombé à un processus inflammatoire suraigu et l'observation ne prouvait absolument rien contre la rachistovaïne.

L'infection des méninges, dans des conditions pareilles, doit être exceptionnelle ; elle peut survenir aussi bien à la suite d'une simple ponction exploratrice. Or, la ponction lombaire est aujourd'hui de pratique courante dans les services de médecine où les précautions d'asepsie sont loin d'être d'une rigueur absolue et, cependant, on ne signale pas de cas d'infection. En préconisant la rachistovaïnisation, nous supposons une asepsie parfaite du chirurgien, de ses aides et du milieu dans lequel on opère, asepsie indispensable, non seulement pour la ponction et l'injection, mais aussi pour l'acte opératoire qui leur fait suite. Si l'asepsie est suffisante pour permettre une cure radicale ou une suture de rotule dans de bonnes conditions, elle l'est *a fortiori* pour l'injection lombaire. La possibilité de l'infection existe pour toutes les interventions qui constituent la chirurgie moderne. Notre devoir est de la réduire au minimum. Que si des circonstances font que le praticien ne dispose pas des moyens indispensables pour s'assurer une asepsie rigoureuse, il devra renoncer aussi bien à la rachianesthésie qu'aux trois quarts de la chirurgie courante, se réservant de n'intervenir que dans des cas d'extrême urgence. *Il est donc bien entendu que la pratique de la rachistovaïnisation implique une asepsie impeccable.*

L'autre danger, c'est l'*intoxication* par la stovaïne. Ici aussi, on ne cite qu'un seul cas où cette intoxication se soit manifestée d'une manière inquiétante, cas rapporté également par M. Chaput à la même séance de la Société de chirurgie et qui, pas plus que le premier, ne lui est personnel : « Malade de soixante-seize ans, atteint de hernie étranglée la nuit précédente et ne présentant pas de phénomènes généraux graves ; il a vomi et sa hernie est douloureuse, dure, irréductible. Le 24 septembre, à 10 h. 42, injection de *sept* centigrammes de stovaïne provenant d'un stock dont la valeur anesthésique était défectueuse. Le pouls était alors à 60. A 10 h. 49, l'anesthésie a atteint l'ombilic. A 10 h. 50, nausées, myosis, pouls petit, visage pâle, lèvres bleues. On opère cependant de 10 h. 55 à 11 h. 10. Pendant l'opération, la pâleur et la dyspnée augmentent, le pouls n'est plus perceptible et, à 10 h. 58, le pouls s'arrête et les réflexes disparaissent ; cependant le malade conserve des mouvements de déglutition spontanée qui sont aidés par des tractions de la langue. Caféine, éther, respiration artificielle, sérum artificiel. A 11 h. 25, le malade respire un peu ; à 11 h. 46, on cesse la respiration artificielle, le malade allant mieux, et on le ramène dans son lit. Le malade reprend l'usage de la parole à 2 h. 1/2 ; il est agité, amnésique, il a une sorte de délire tranquille. Quelques vomissements bilieux ; température, 37°8. L'agitation persiste jusqu'au 26 septembre au matin ; le malade présente alors de la débilité sénile et devient gâteux. Il reste pendant quelques jours dans cet état. Le 3 octobre, il reprend ses facultés et rentre chez lui en bon état. »

L'âge du malade importe peu; nous n'hésitons pas, en pareil cas, à préférer la stovaïne au chloroforme. Mais la grosse faute commise, ce fut d'injecter une dose beaucoup trop forte. Pour une kélotomie, 4 ou, au maximum, 5 centigrammes suffisent amplement. Pourquoi injecter davantage? En matière de rachianesthésie, une différence de quelques centigrammes n'est pas chose à dédaigner. En admettant même que, par une augmentation progressive et extrêmement prudente des doses, sur une série de malades, un chirurgien veuille arriver à connaître la *dose maniable* de stovaïne et à établir une échelle de gravité, on comprend difficilement que, pour tâter la susceptibilité de l'organisme vis-à-vis d'une dose très élevée de stovaïne, on ait justement choisi un sujet âgé et, qui plus est, atteint de hernie étranglée. Exception faite de ce cas, on n'a qu'à parcourir les différentes statistiques publiées jusqu'à ce jour pour se convaincre de l'innocuité de la méthode[1].

1. Un fait récent montre le peu de toxicité de la stovaïne. Dans un service de chirurgie de la rive gauche, on a injecté par erreur, à un malade, deux ampoules Billon, soit *au moins* 10 *centigrammes* de stovaïne, pour réduire une fracture oblique du tibia. Le malade n'a présenté, au cours de la réduction, *aucun accident*. De retour dans son lit, il a rendu son déjeuner, qu'il avait d'ailleurs inter-

Nous arrivons ainsi aux deux conclusions suivantes : 1° L'infection, dans l'anesthésie lombaire, peut et doit être évitée ; si elle survient, on ne doit pas en incriminer la méthode ; le chirurgien seul est responsable, de même qu'il est responsable si une septicémie vient emporter un de ses malades opérés de hernie ou de kyste de l'ovaire ; 2° le danger d'intoxication par la stovaïne, dans les limites que nous avons indiquées et qui sont suffisantes, peut être considéré comme nul.

C'est ainsi que la discussion se trouve placée sur son vrai terrain : la rachistovaïnisation est-elle plus ou moins dangereuse que l'anesthésie générale par le chloroforme ou l'éther? En d'autres termes, comporte-t-elle une morbidité et une mortalité supérieures, égales, ou inférieures à celles de l'anesthésie générale ?

Sur la question de *morbidité* il ne saurait y avoir place pour la discussion. Que l'on compare une série de cent rachistovaïnisations à une série égale de narcoses chloroformiques et l'on verra de combien le premier mode d'anesthésie l'emporte sur le second. Nous ne pouvons étudier ici les nombreux méfaits de l'anesthésie générale ; ils sont de notion courante. L'empressement que mettent les chirurgiens à adopter les appareils à narcose

rompu pour aller dans la salle d'opération. A part cela, il n'y a eu aucun phénomène morbide.

prouve que le danger n'est pas chimérique. En Allemagne, la rachianesthésie, grâce à la stovaïne, marche de triomphe en triomphe, sous la conduite de chirurgiens éminents tels que Bier, Sonnenburg, Dönitz, Tilmann, Hildebrandt, etc., et les observations s'y comptent déjà par centaines, sinon par milliers. Pour ce qui est de la *mortalité*, les chiffres que nous possédons en main ne nous permettent pas encore d'établir un coefficient. Tout ce que nous pouvons dire, c'est que, dans la rachistovaïne, la morbidité, lorsqu'elle existe, est tellement réduite, que l'on ne voit pas le mécanisme d'un accident fatal. L'*appareil respiratoire* reste indemne : pourrait-on en dire autant du chloroforme et de l'éther? Les bronchopneumonies post-anesthésiques, indépendantes de toute infection ayant pour point de départ la plaie opératoire, s'observent journellement et mettent assez souvent la vie des malades en danger. Les Américains eux-mêmes, pour qui l'éthérisation est la méthode de choix, la considèrent comme particulièrement dangereuse chez les malades qui vomissent, tels les malades atteints de hernie étranglée, d'occlusion intestinale, de péritonite généralisée, etc., et cela à cause de la bronchopneumonie qui, presque fatalement, éclate chez eux. En dehors du fait même du vomissement dans la trachée, qui entraîne la mort du malade par asphyxie, le passage des matières fécaloïdes à proximité des voies aériennes infecte très souvent ces dernières; que vienne s'ajouter l'action irritante de l'éther et ces organes, déjà considérablement affaiblis, s'enflamment.

L'*appareil rénal* est également intact. M. Tuffier l'a démontré pour la cocaïne en étudiant, chez 60 malades, la quantité des urines, leur teneur en urée, sucre et albumine, leur point cryocospique et la perméabilité rénale au bleu de méthylène, et il est arrivé à cette conclusion, qu'aucun anesthésique ne respecte aussi parfaitement le filtre rénal. Cette conclusion s'applique évidemment à la stovaïne.

Même constatation pour l'*appareil circulatoire*. Pratiquement, on peut dire que l'injection lombaire de stovaïne ne détermine aucune modification appréciable du pouls. Celui-ci est un peu accéléré au début, probablement sous l'influence de l'émotion que ressent le malade, mais il ne tarde pas à se régulariser et, aussi bien au milieu qu'à la fin de l'opération, il est parfait. D'ailleurs, le professeur Pouchet ne nous a-t-il pas appris que la stovaïne possédait des propriétés tonicardiaques?

Tels sont, brièvement passés en revue, les avantages de la rachistovaïnisation sur l'anesthésie générale. Nous en ajouterons deux autres, d'un ordre moins scientifique, mais qui n'en ont pas moins leur valeur : avec le chloroforme, il y a souvent une disproportion flagrante entre la gravité de l'anesthésie, qui reste la même pour n'importe quelle opération, et celle de l'intervention. Chose bizarre, c'est au cours d'interventions de minime importance qu'on a le plus souvent observé la mort sur la table : ici, c'est une dilatation du sphincter anal, là une réduction de luxation de l'épaule, ailleurs une cure radicale de hernie ou une réduction de paraphimosis. A nos yeux, une méthode d'anesthésie plus dangereuse que l'opération elle-même doit, toutes les fois que cela est possible, être écartée.

Un autre avantage de la rachistovaïnisation, c'est que le chirurgien endosse la responsabilité de l'anesthésie en même temps que celle de l'opération. Il l'endosse bien avec l'anesthésie générale, puisque le malade et son entourage ne connaissent que lui, mais, en réalité, il est forcé de s'en remettre à un aide qui n'est pas toujours des plus habiles ou des mieux intentionnés et dont il devra répondre. Or, l'accident mortel peut survenir entre les mains de l'aide le plus compétent, et le chirurgien ne peut s'empêcher d'être inquiet pendant tout le temps que dure l'anesthésie et de surveiller en même temps que son opération le sommeil de l'opéré. Cet argument paraît puéril dans les services de nos hôpitaux et dans les maisons de santé si bien organisées des grandes villes, mais plus d'un praticien modeste nous donnera raison et sera heureux de posséder un mode d'anesthésie qui lui permettra de mener à bien un certain nombre d'interventions qu'il serait, sans cela, dans l'impossibilité de pratiquer.

Que dire, après cela, de l'économie considérable de temps : le nettoyage de la région lombaire, la ponction et l'injection de stovaïne ne demandent pas cinq minutes; et, s'il y a plusieurs interventions dans la même séance, le temps gagné est appréciable. Une chloroformisation nécessite d'ordinaire quinze à vingt minutes, parfois davantage ; il y a intérêt à ce que le malade soit endormi ailleurs que dans la salle d'opérations ; un ou deux aides sont nécessaires pour le maintenir pendant la période d'excitation et pour le transporter ensuite sur la table. Tout cela est singulièrement simplifié grâce à la rachianesthésie et, pendant qu'il opère, le chirurgien peut, pour les besoins de l'enseignement, causer librement avec l'entourage, ce qu'il ne ferait pas autrement, de peur de troubler le chloroformisateur.

Voilà pour les avantages de la rachistovaïnisation. A-t-elle des *inconvénients* ? Il y en a un capital et inhérent au principe de l'anesthésie lombaire : c'est que la sensibilité n'est abolie que dans la moitié inférieure du corps; le thorax, la tête, le cou et les membres supérieurs restent en dehors de sa sphère d'action, jusqu'au jour où une modification de technique nous donne l'anesthésie totale. Mais ce n'est pas là, à proprement parler, un inconvénient ; on ne saurait demander à une méthode plus qu'elle ne peut donner.

Un autre inconvénient — et celui-là, elle le partage avec l'anesthésie locale — c'est que le malade est conscient et voit ce qui se passe autour de lui. Il y aura donc des circonstances dans lesquelles le malade (enfant, personne impressionnable) devra être soumis à l'action du chloroforme [1].

Il faut avouer que ces deux inconvénients, d'un ordre tout spécial, ne sauraient porter atteinte à la méthode puisqu'ils visent des cas dans lesquels, pour des raisons anatomiques ou psychologiques, elle n'est pas applicable. De ce que la rachianesthésie ne permet pas une opération sur la face, il ne s'ensuit pas pas qu'elle n'est pas une méthode excellente, à condition qu'il soit démontré que, toutes les fois qu'elle peut être mise en pratique, elle offre moins de gravité que le chloroforme. Nous croyons avoir fait cette démonstration ; nous pensons, non seulement qu'elle est moins grave que le chloroforme, mais aussi et surtout qu'elle est peu grave en elle-même et que sa gravité est insignifiante par rapport à ses avantages qui sont considérables. Est-elle plus grave que l'anesthésie localisée ? Sans doute. Le danger de l'anesthésie

1. Récemment Preleitner (*Presse médicale*, 9 août 1905, nº 63) a publié une série de 40 rachicocaïnisations faites chez l'enfant et ayant donné d'excellents résultats.

locale par la cocaïne ou par la stovaïne est nul : il est égal à zéro. On ne peut pas en dire autant, aujourd'hui, de la rachistovaïnisation. *A priori*, une injection lombaire est chose sérieuse ; elle comporte des dangers, théoriques tout au moins : danger d'infection, danger d'intoxication. On évitera le premier en redoublant les précautions d'asepsie, le second en maniant prudemment la substance anesthésique. Il n'en est pas moins vrai qu'une erreur est vite commise et que le malade pourrait la payer très cher. Nous défendons et nous préconisons l'anesthésie sous-arachnoïdienne, mais nous admettons volontiers qu'elle constitue une véritable opération, non exempte de danger, et qu'elle doit être pratiquée avec toute la prudence et toute l'intelligence dont un chirurgien est capable, et sans lesquelles on courrait au devant des pires accidents.

Nous ne voulons pas poursuivre le parallèle entre les deux méthodes. Loin de se combattre, elles doivent, à notre avis, marcher la main dans la main pour le plus grand bien des malades. De même que l'anesthésie régionale n'est qu'une extension de l'anesthésie locale proprement dite, de même la rachianesthésie est une extension de l'anesthésie régionale : celle-ci s'attaque, par exemple, aux nerfs collatéraux d'un doigt ; celle-là, plus hardie, s'attaque aux racines rachidiennes. Le principe est le même, les effets aussi, sauf que dans l'une le champ d'anesthésie est beaucoup plus étendu.

Pour la moitié supérieure du corps, l'anesthésie locale seule est de mise et le chirurgien n'a le choix qu'entre elle et l'anesthésie générale. Suivant l'importance et la gravité de l'acte opératoire, suivant les circonstances, il optera pour l'une ou pour l'autre. Pour la moitié inférieure du corps, la rachianesthésie entre en ligne et revendique sa part, au détriment surtout de l'anesthésie chirurgicale qui trouvera sa principale indication dans les laparotomies. Si on peut lui préférer l'anesthésie locale pour les opérations qui sont du ressort de cette dernière, telle que la circoncision, la résection du scrotum, la dilatation de l'anus, sa supériorité s'affirme dès qu'il s'agit d'interventions que seule, jusqu'ici, l'anesthésie générale permettait de pratiquer. Il ne saurait être question d'anesthésie locale pour une extirpation du rectum, pour une amputation de jambe ou pour une dissection du triangle de Scarpa. L'anesthésie locale est difficile à apprendre et à manier : chaque opération comporte une technique spéciale et cette technique elle-même est susceptible de varier selon les cas. Tel chirurgien saura parfaitement exciser un scrotum sous l'anesthésie locale qui échouera devant un panaris ou une cure radicale. La méthode demande beaucoup de bonne-volonté et un long apprentissage : elle a ses exigences qu'il faut satisfaire, mais elle nous offre, en échange, une sécurité absolue.

La rachistovaïnisation, au contraire, comporte une technique facile et unique. Il suffit de la pratiquer un certain nombre de fois pour la posséder et, dès que l'injection est faite, elle nous livre toute une moitié du corps dans laquelle nous pouvons tailler à notre guise. Elle permet l'ampleur et l'aisance dans les mouvements, tout comme le chloroforme. Le chirurgien n'est pas, comme dans les anesthésies locales, bridé par un champ étroit d'anesthésie qu'il ne peut dépasser sans provoquer les souffrances du malade.

Le choix entre les deux méthodes sera donc souvent subordonné au tempérament du chirurgien. Tel opérateur ne s'astreindra jamais à suivre, au pied de la lettre, les mille et un détails qui composent la technique des injections localisées ; son bistouri s'éloignera volontiers de la bande anesthésique. C'est là le secret de bien des échecs et de bien des découragements. On s'en prend à la méthode lorsqu'on ne devrait s'en prendre qu'à soi-même et on l'abandonne. « Le bien-aise du malade est fait du malaise du chirurgien », dit M. Reclus, et notre maître a raison. Ceux qui décrient la méthode ne savent pas quelles ressources incomparables elle offre au praticien abandonné à lui-même dans une petite ville ou à la campagne et qui, souvent, fuit devant l'opération, parce qu'il ne se soucie pas d'assumer la responsabilité d'une anesthésie chloroformique.

Il y a également le chirurgien qui a trop le respect des centres nerveux, qui considère l'injection lombaire comme une effraction dangereuse pour un organe que « les évolutions successives qui ont créé les espèces supérieures les plus résistantes ont pris soin de cacher avec les multiples enveloppes de la peau, des muscles, de son étui osseux et de ses triples méninges », et qui, par principe, n'admet pas la rachianesthésie. L'histoire de la rachicocaïnisation a justifié, jusqu'à un certain point, ces craintes et fournit aujourd'hui des armes contre la stovaïne. A ces objections d'ordre si élevé, l'avenir seul pourra répondre avec des statistiques nombreuses et l'observation des faits prolongée pendant des années. Quelle que soit la puissance d'une argumentation théorique, elle tombe devant la constatation des faits contraires. Si donc, dans quelques années, il nous est possible d'aligner des statistiques d'un chiffre imposant et que ces statistiques soient, toutes, aussi favorables à la méthode que celles que nous possédons à l'heure actuelle, nul doute qu'alors la rachistovaïnisation sera considérée comme une méthode d'anesthésie précieuse et qu'elle aura sa place marquée là où il convient : entre l'anesthésie locale et l'anesthésie générale.

TABLE DES MATIÈRES

PREMIÈRE PARTIE

Les injections localisées de stovaïne.

(Méthode de Reclus.)

DEUXIÈME PARTIE

Rachistovaïnisation.

Paris. — L. Maretheux, imprimeur, 1, rue Cassette. — 11322.

Paris. — L. Maretheux, imp., 1, rue Cassette. — 11322.

www.ingramcontent.com/pod-product-compliance
Ingram Content Group UK Ltd.
Pitfield, Milton Keynes, MK11 3LW, UK
UKHW020950230726
13923UKWH00007B/223

9 782019 277093